皮肤病病例精粹

从临床到病理 第2辑

Special Cases Collection of Dermatoses

中国医师协会皮肤科医师分会皮肤病理学组　编写

主　　编　常建民

副 主 编　涂　平　廖文俊　曹双林　王　琳

主　　审　王　刚　李恒进　李若瑜　王宝玺

编写秘书　李　博　刘　琬

U0232675

北京大学医学出版社

PIFUBING BINGLI JINGCUI —— CONG LINCHUANG DAO BINGLI （DI 2 JI）

图书在版编目（CIP）数据

皮肤病病例精粹：从临床到病理. 第 2 辑 / 常建民主编. —
北京：北京大学医学出版社，2022.7
ISBN 978-7-5659-2622-8

Ⅰ.①皮…　Ⅱ.①常…　Ⅲ.①皮肤病—病案　Ⅳ.① R751

中国版本图书馆 CIP 数据核字（2022）第 061176 号

皮肤病病例精粹——从临床到病理（第 2 辑）

主　　编：常建民
出版发行：北京大学医学出版社
地　　址：（100191）北京市海淀区学院路 38 号　北京大学医学部院内
电　　话：发行部 010-82802230；图书邮购 010-82802495
网　　址：http：//www.pumpress.com.cn
E-mail：booksale@bjmu.edu.cn
印　　刷：北京金康利印刷有限公司
经　　销：新华书店
责任编辑：王智敏　　责任校对：靳新强　　责任印制：李　啸
开　　本：787 mm×1092 mm　1/16　印张：22.25　字数：550 千字
版　　次：2022 年 7 月第 1 版　2022 年 7 月第 1 次印刷
书　　号：ISBN 978-7-5659-2622-8
定　　价：180.00 元

主编简介

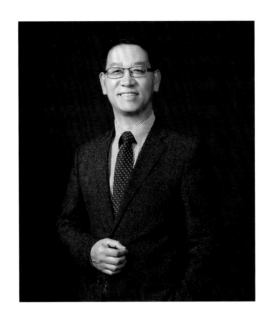

  常建民，主任医师，医学博士，北京医院皮肤科主任，北京大学医学部教授，北京大学皮肤性病学系副主任，北京协和医学院博士研究生导师，中国医师协会皮肤科医师分会常委，中国医师协会皮肤科医师分会皮肤病理学组组长，中国医疗保健国际交流促进会皮肤科分会副主任委员，北京医学会皮肤性病学分会副主任委员，北京医师协会皮肤科医师分会副会长，北京市政协委员。1988年考入北京医科大学（现北京大学医学部），1997年毕业获医学博士学位。2005年晋升为主任医师。2001—2003年在英国卡迪夫大学医学院做访问学者，2016年12月—2017年3月在美国加州大学洛杉矶分校（UCLA）做访问学者。2011年被中国医师协会皮肤科医师分会评为优秀中青年医师，2012年被评为北京市优秀中青年医师。担任《中华皮肤科杂志》《临床皮肤科杂志》、*International Journal of Dermatology and Venerology*、*British Journal of Dermatology*等杂志编委。已经在皮肤科国内外核心杂志上发表论文350余篇。主编《皮肤病理入门图谱》《皮肤附属器肿瘤病理图谱》《皮肤黑素细胞肿瘤病理图谱》《炎症性皮肤病病理图谱》《色素增加性皮肤病》《色素减退性皮肤病》《色素性皮肤病临床及病理图谱》《少见色素性皮肤病病例精粹》《女性外阴疾病》《皮肤病病例精粹》等专著。主要专业领域：白癜风及其他色素性皮肤病，女性外阴性皮肤病，皮肤病理诊断。

编者名单

中国医师协会皮肤科医师分会皮肤病理学组　编写

主　　编：常建民

副 主 编：涂　平　廖文俊　曹双林　王　琳

主　　审：王　刚　李恒进　李若瑜　王宝玺

编写秘书：李　博　刘　琬

参编单位及人员（以正文单位出现先后顺序）

武汉市第一医院皮肤科　苏　飞　胡　彬　罗红玉　陈柳青

东北国际医院皮肤科　杨晶露　张士发

中南大学湘雅二医院皮肤科　罗帅寒天　张桂英

深圳市人民医院皮肤科　党　林

重庆医科大学附属第一医院皮肤科　邓丽佳　叶　茜　贾　蒙　陈柯君　方　圣

大连市皮肤病医院皮肤科　赵　文

大连市皮肤病医院病理科　彭琳琳

陆军军医大学第一附属医院皮肤科　张　恋　王惠芬　曾　君　邓思思
　　　　　　　　　　　　　　　　　翟志芳　王　娟

空军特色医学中心皮肤科　王　千　张　萍

首都医科大学附属北京儿童医院皮肤科　张　斌　何　瑞　马　琳

北京大学第一医院皮肤科　孙婧茹　汪　旸

南方医科大学深圳医院皮肤科　李子媛

北京医院皮肤科　陈玉迪　陈　红　胡　强　刘　琬　吕嘉琪　杨　坤
　　　　　　　　孙凯律　高小曼　邵雅昆　张秋鹏　殷　玥　李　明
　　　　　　　　王　晶　李　博　何月希　常建民

中国医学科学院北京协和医院皮肤科　宋洪彬　胡中慧　渠　涛　王　涛

南方医科大学皮肤病医院　余晓玲

北京市垂杨柳医院皮肤科　陈珊珊

临沂市人民医院皮肤科　陈洪晓

中国中医科学院广安门医院皮肤科　孟　晓　张晓红

空军军医大学西京皮肤医院　廖文俊

福建医科大学附属第一医院皮肤科　林　敏　纪　超

重庆医科大学附属第三医院　江　夏　朱堂友

中日友好医院皮肤科　王　英　吴亚桐　郑占才

复旦大学附属华山医院皮肤科　王朵勤　陈连军

山东大学齐鲁医院皮肤科　于晓静　李昕雨　郭淑兰　李昕雨　王玉坤

吉林大学第二医院皮肤科　许　蒙　夏建新

江苏省人民医院皮肤科　苏忠兰

河北医科大学第三医院皮肤科　师绍敏　刘亚玲

北京市仁和医院皮肤科　吴　昊　高静雯

西安交通大学第二附属医院皮肤科　安金刚　耿松梅

华中科技大学同济医学院附属协和医院皮肤科　冶海花　陈思远　黄长征

厦门医学院附属第二医院　张瑾弛　纪明开

浙江大学医学院附属第一医院北仑分院皮肤科　王松挺　斯子翔　赵红磊

浙江大学医学院附属第一医院皮肤科　乔建军

南平市疾病预防控制中心皮肤科　余　敏

云南大学附属医院皮肤科　郑博文　阮光洪

河北医科大学第四医院皮肤科　杜　明　王文氢　高顺强

西藏自治区人民医院皮肤科　扎　珍　张　韠

中国医学科学院皮肤病医院　孔英琪　田翠翠　张　韠　陈　浩

浙江大学医学院附属第二医院皮肤科　王　英　蔡绥勍

南通大学附属医院皮肤科　顾黎雄　曹双林

华中科技大学协和深圳医院皮肤科　王　明　柴　宝

中山市人民医院皮肤科　李　琛　梁　妮

上海交通大学医学院附属新华医院皮肤科　徐倩玥　余　红

山东省立医院皮肤科　陈腊梅　宋亚丽　张　莉

首都医科大学附属北京朝阳医院皮肤科　冉立伟

北京大学人民医院皮肤科　王安然　陈　雪

中南大学湘雅医院皮肤科　黄莹雪　陈明亮

杭州市第三人民医院　杨　珍　沈　宏

中国医科大学附属第一医院皮肤科　郑　松

四川大学华西医院皮肤科　冯曦微　王　琳

序

　　皮肤病种类繁多，在学习皮肤病学的过程中我们需要付出大量的时间和精力去掌握知识、积累经验，其中，认识并且准确地做出诊断就是皮肤科医生最重要的基本功之一。我本人在学习中深刻地体会到，皮肤科临床经验的扩充除了在工作中通过我们诊治过的临床病例学习外，浏览病例汇编或图谱类的书籍也是迅速丰富临床知识的一个有效途径。由常建民教授主编，众多专家合力奉献的《皮肤病病例精粹——从临床到病理》（第2辑）无疑就是一本难得的可以有效地帮助我们学习和提高的好书。

　　阅读本书的内容，我认为至少有以下几个方面的特点：①内容丰富。全书收入了98个临床病例，涵盖感染、炎症、免疫、代谢、发育、遗传、肿瘤等方方面面的皮肤疾病。每一个病例都感觉确实是我们应该会看的病。②图文并茂。本书的编写方式是先用简洁的文字介绍病例特点，然后给出清晰、典型的临床和病理图片，最后简要介绍该病的要点，这样就可以在很短的时间内给读者留下深刻的印象，从而记住并掌握这个病。③临床与病理结合。每个病例都是既有临床照片也有病理图片，阅读一个病例就像是走过了这个患者的诊断过程，产生犹如亲历的效果。④兼顾普及与提高。本书收录的病例既有常见病的典型和特殊表现，通过阅读可以加深对这些疾病的印象；也有许多罕见、疑难皮肤病，有些甚至是一名医生工作多年都没见过的疾病。书中所提供的内容为我们临床经验的拓展提供了宝贵的机会和补充。

　　感谢常建民教授和编写队伍的辛勤努力！我愿意向全国的皮肤科同道推荐这本书，并且相信这本书将有助于大家练就一双诊断皮肤病的"火眼金睛"，成为一名经验丰富的优秀医生。

王刚

中国医师协会皮肤科医师分会　会长

空军军医大学西京医院

2022 年 3 月

前　言

正确诊断才能达到正确治疗。及时准确地诊断疾病是一个临床医生一生孜孜追求的目标。

皮肤病最大的特点是病种多且杂。即便是一位资深皮肤科医生，有着深厚的临床功底，在日常临床诊疗中也会经常遇到诊断困难的病例。所以作为临床医生都需要不断地学习，不断地提高诊断水平。

提高临床诊断水平的方法有很多。学习他人报告的少见特殊病例是一种很好的方式。中国人口众多，疾病资源丰富，每年都有很多有价值的病例出现。这些病例如同一颗颗闪光的宝石，分散于全国各地各位医生手中。如果我们把一颗颗珍贵的宝石收集在一起，供大家鉴赏学习，对大家临床水平的提高肯定有益。此乃组织中国医师协会皮肤科医师分会（CDA）皮肤病理学组委员们编写该书的初衷。

《皮肤病病例精粹——从临床到病理》第1辑于2020年出版。该书出版后受到很多皮肤科医生的欢迎，这也鼓励我们继续推出新的辑集。本书病例入选的主要原则是皮肤病理特征典型、临床及病理图片质量好。非常感谢国内同行尤其是部分CDA皮肤病理学组委员积极参与本书的编写。感谢两位秘书刘琬博士及李博博士为本书付出的艰辛。

希望此书对皮肤科医生尤其是青年医生提高皮肤病临床诊断水平有一些帮助。书中不足之处敬望大家批评指正。

常建民

中国医师协会皮肤科医师分会皮肤病理学组　组长

北京医院

2022 年春

目　录

淋巴皮肤型诺卡菌病
Lymphocutaneous form of nocardiosis

| 临床资料 |

◎ 患者，女性，63岁。

◎ 左下肢红色丘疹、脓疱伴疼痛1周。

◎ 患者1周前无明显诱因左足踝出现红色血疱，自行挑破及消毒处理后无明显好转，皮疹逐渐增多，向近心端扩散至大腿根部。外院诊断"带状疱疹伴感染"。予口服阿昔洛韦及头孢类抗生素治疗效果不佳，脓疱逐渐增多，伴针刺样疼痛，无发热等系统症状。

◎ 既往因宫颈癌行手术及放化疗，术后遗留双下肢淋巴水肿。

◎ 皮肤科检查：左下肢非凹陷性水肿，左足踝至大腿根部可见散在分布的粟粒至硬币大小鲜红色丘疹、浸润性斑块及结节，压之不完全褪色，有触痛，部分红斑表面可见黄豆至蚕豆大小紧张性脓疱。

◎ 实验室检查：脓液培养抗酸杆菌弱（+），质谱分析证实为巴西诺卡菌。

◎ 病理学检查：真皮乳头高度水肿形成假水疱样结构，真皮内炎症细胞聚集形成肉芽肿，中央以中性粒细胞为主，其外可见组织细胞浸润，周边围绕数量不等的淋巴细胞和浆细胞，呈星状脓肿模式（三带现象）。

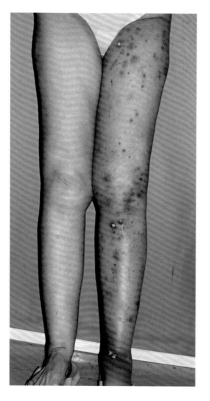 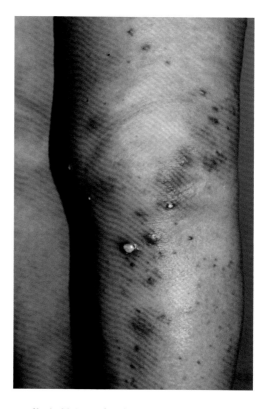

▲ 临床特征：左下肢非凹陷性水肿，左足踝至大腿根部可见散在分布的粟粒至硬币大小鲜红色丘疹、浸润性斑块及结节，部分红斑上有脓疱

▲ 临床特征：部分红斑表面可见黄豆至蚕豆大小的紧张性脓疱

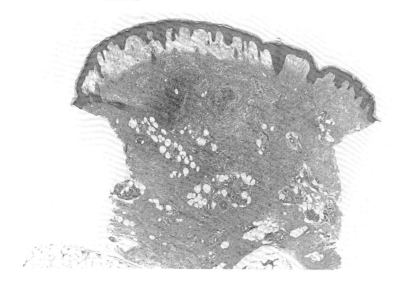

▲ 病理学特征：真皮乳头高度水肿形成假水疱样结构，真皮内炎症细胞聚集形成肉芽肿

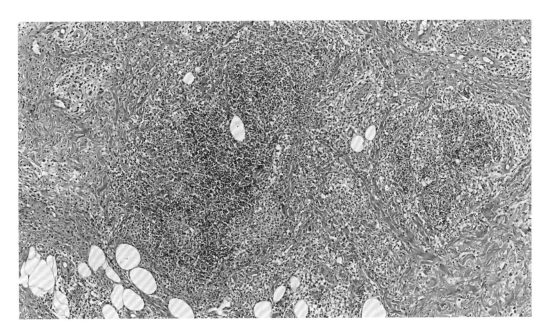

▲ 病理学特征：肉芽肿中央以中性粒细胞为主，其外可见组织细胞浸润，周边围绕数量不等的淋巴细胞和浆细胞，呈星状脓肿模式（三带现象）

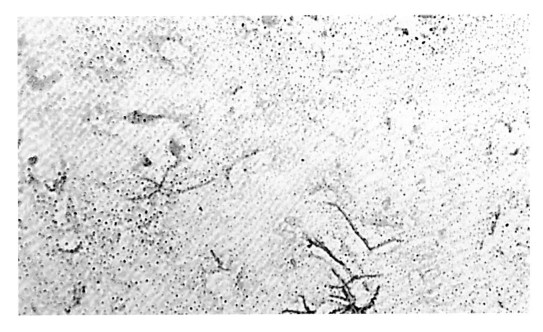

▲ 脓液培养：抗酸杆菌弱（＋）

| 临床要点 |

▶ 诺卡菌病由诺卡菌属（*Nocardia*）的需氧放线菌感染引起，是一种少见的革兰氏阳性细菌感染。

▶ 通常为机会性感染，约1/3的感染者免疫功能正常。

▶ 多见于中年男性。

▶ 皮肤诺卡菌病分为原发性和继发性，前者可分为3种亚型：诺卡菌足菌肿、浅表皮肤型诺卡菌病、淋巴皮肤型诺卡菌病。

▶ 淋巴皮肤型诺卡菌病常于创伤后数天至数周发病。首先于接种部位出现溃疡性斑块，经淋巴管扩散，形成隆起的淋巴管条索，沿淋巴管出现红斑、丘疹、结节，破溃后可排出由诺卡菌聚集而成的颗粒，通常伴深部淋巴结肿大。

▶ 可无自觉症状或轻微疼痛。

▶ 组织病理学：表现多样，可表现为溃疡、脓肿、坏死、出血和窦道相关的纤维化，真皮及皮下组织可见星状脓肿（三带现象），中央以中性粒细胞为主，其外围绕组织细胞，最外层由淋巴细胞和浆细胞组成。

▶ 常规组织病理切片不易发现病原体，脓液培养出抗酸染色弱阳性的杆菌或使用聚合酶链反应（PCR）方法可更准确快速地诊断该病。

▶ 临床上需要与孢子丝菌病、非典型分枝杆菌感染鉴别。

（武汉市第一医院皮肤科　苏飞　胡彬　陈柳青）

瘤型麻风
Lepromatous leprosy

| 临床资料 |

◎ 患者，男性，19岁。

◎ 面部及四肢多发皮疹半年余。

◎ 患者半年余前无明显诱因面部出现多发浸润性红斑、斑块及结节，逐渐增大、增多，累及四肢。

◎ 既往体健，系统检查无异常。

◎ 皮肤科检查：面部及四肢可见多发对称分布的暗红色至棕褐色斑片、丘疹、斑块及结节，表面光滑，边界清楚或模糊，部分融合；眉毛及睫毛稀疏脱落。

◎ 实验室检查：皮损组织液抗酸染色可见大量抗酸杆菌。

◎ 病理学检查：表皮轻度海绵水肿。表皮下可见无浸润带，真皮胶原束间可见大量组织细胞肉芽肿，有典型的泡沫细胞，散在少量淋巴细胞。

◎ 抗酸染色：可见大量抗酸杆菌。

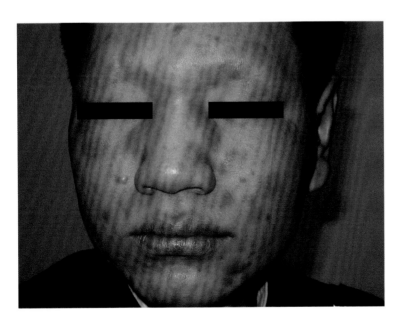

◀ 临床特征：面部可见多发对称分布的红色至暗红色斑片、丘疹、斑块及结节，表面光滑，边界清楚或模糊，部分融合；眉毛及睫毛稀疏脱落

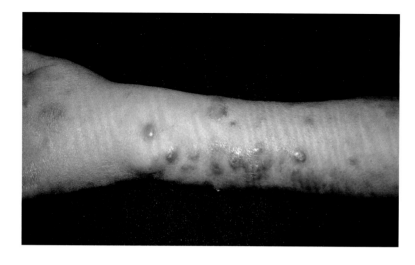

◀临床特征：上肢可见多发暗红色斑片、丘疹、斑块及结节，表面光滑，边界清楚或模糊，部分融合

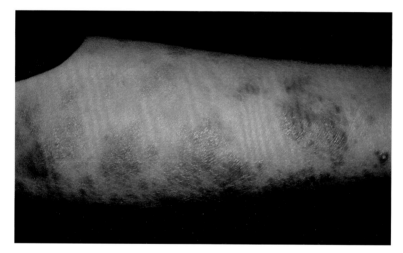

◀临床特征：上肢可见多发暗红色斑片、丘疹、斑块及结节，表面光滑，边界清楚或模糊，部分融合

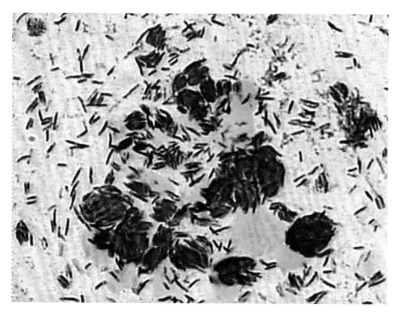

◀皮损组织液抗酸染色：可见大量抗酸杆菌

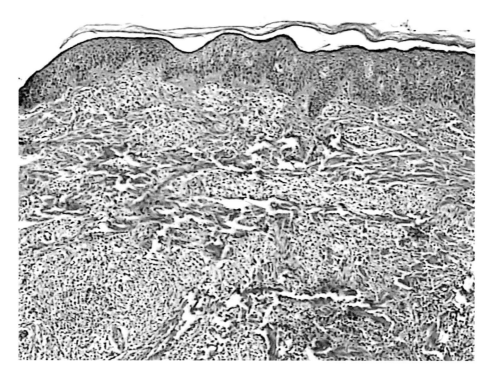

▲ 病理学特征：表皮轻度海绵水肿。表皮下可见无浸润带，真皮胶原束间可见大量组织细胞肉芽肿，有典型的泡沫细胞，散在少量淋巴细胞

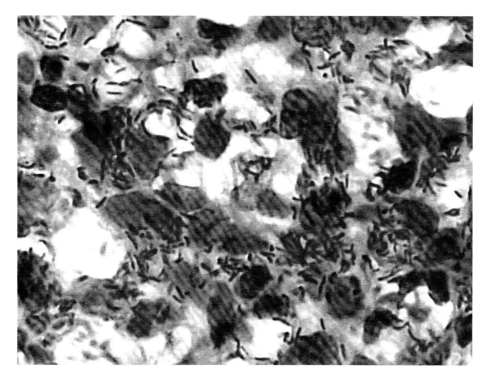

▲ 抗酸染色：可见大量抗酸杆菌

| 临床要点 |

▶ 瘤型麻风属多菌型麻风。

▶ 临床表现早期皮损为淡红色或浅色斑，广泛对称分布，边界模糊，表面光亮；中晚期可见结节、斑块及弥漫性浸润；典型晚期表现为"狮面"外观、鼻唇增厚、耳垂肥大、眉睫脱落等。

▶ 早期神经损害不明显，中晚期可出现明显感觉障碍和闭汗。

▶ 组织病理学：表皮萎缩，表皮下可见无浸润带。真皮内主要为组织细胞或泡沫细胞肉芽肿，淋巴细胞少而散在。神经小分支破坏较晚、较轻，神经束膜一般正常。

▶ 抗酸染色强（+）。

▶ 皮损组织液涂片抗酸杆菌（5~6+），麻风菌素试验（-）。

▶ 临床上需要与梅毒、蕈样肉芽肿、皮肤结核、结节病及银屑病鉴别。

（东北国际医院皮肤科　杨晶露　张士发）

病例 3 瘤型麻风
Lepromatous leprosy

| 临床资料 |

◎ 患者，男性，43岁。

◎ 躯干四肢皮疹2年，面部红斑3个月。

◎ 患者2年前无明显诱因左下肢出现一暗红色丘疹，无自觉症状，后逐渐增多蔓延至躯干部。3个月前面部出现红斑，无痒痛，偶有下肢麻木及抽搐。发病以来偶有低热，可自行恢复正常，近1年体重下降3 kg，自觉乏力。

◎ 既往患甲状腺功能亢进、高血压，系统检查无异常。

◎ 皮肤科检查：面部可见散在红斑，边界不清，眉毛未见脱落；躯干、下肢可见散在分布的暗红色丘疹、结节，大小不等，边界清楚，质硬，表面光滑。

◎ 实验室检查：无明显异常。

◎ 病理学检查：表皮萎缩。表皮下可见无浸润带，真皮内可见弥漫性泡沫样组织细胞浸润，部分小血管壁纤维素样变性，血管周围可见淋巴细胞、中性粒细胞浸润及核尘。

◎ 抗酸染色：可见大量抗酸杆菌。

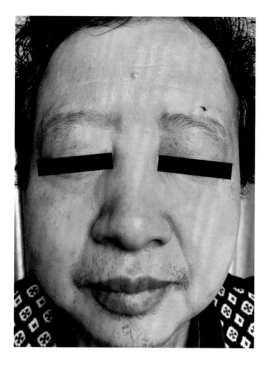

▲ 临床特征：面部可见散在红斑，边界不清，眉毛未见脱落

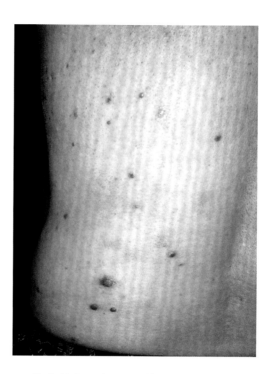

▲ 临床特征：躯干见散在分布的暗红色丘疹、结节，大小不等，边界清楚，表面光滑

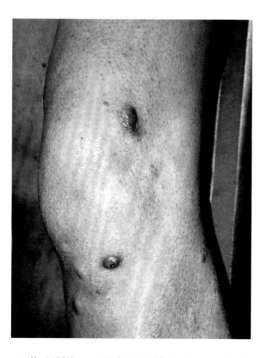

▲ 临床特征：下肢可见散在分布的大小不等的暗红色结节，边界清楚，表面光滑

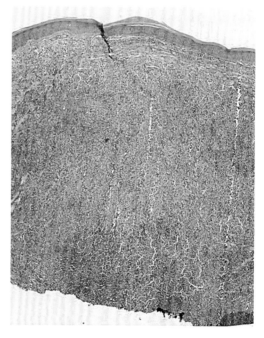

▲ 病理学特征：表皮萎缩。表皮下可见无浸润带，真皮内可见弥漫性泡沫样组织细胞浸润

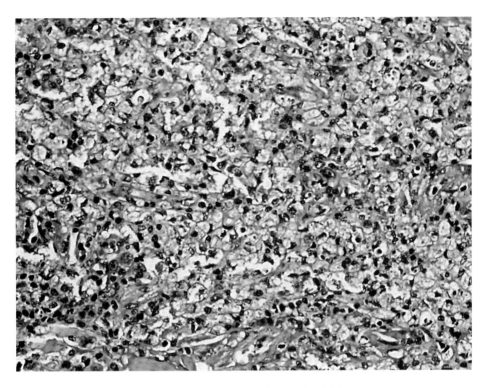

▲ 病理学特征：真皮内可见弥漫性泡沫样组织细胞浸润

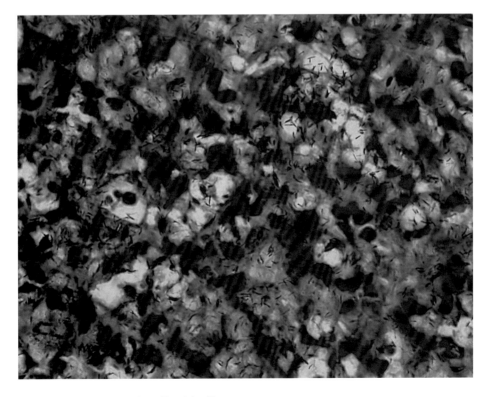

▲ 抗酸染色：可见大量抗酸杆菌

| 临床要点 |

▶ 麻风是由麻风分枝杆菌感染引起的主要累及皮肤和神经的慢性感染性疾病。

▶ 麻风潜伏期一般为2～5年，部分患者往往有全身不适、肌肉和关节酸痛、四肢感觉异常等全身前驱症状；麻风分枝杆菌具有嗜神经性，易侵犯外周神经，引起以感觉障碍为主的神经损伤。

▶ 根据免疫力强弱和麻风分枝杆菌的数量进行五级分类法，分为：结核样型、界线类偏结核样型、中间界线类、界线类偏瘤型、瘤型。

▶ 瘤型麻风是细胞免疫功能最低、携菌量最大的类型。

▶ 临床表现为以面部、胸部、背部为主的暗红色斑片、丘疹、斑块或结节，可伴有破溃和不同程度的感觉障碍。

▶ 组织病理学：表皮萎缩。表皮下可见无浸润带，真皮内主要为巨噬细胞或泡沫细胞肉芽肿，淋巴细胞少而散在。

▶ 抗酸染色强（＋）。

▶ 临床上需要与梅毒、蕈样肉芽肿、皮肤结核、结节病及银屑病鉴别。

（中南大学湘雅二医院皮肤科 罗帅寒天 张桂英）

瘤型麻风
Lepromatous leprosy

| **临床资料** |

◎ 患者，男性，34岁。

◎ 面部多发结节伴眉毛脱落7个月余。

◎ 7个月余前无明显诱因面部出现数个大小不等的结节，无痒痛，后结节逐渐增多，偶有轻微瘙痒，无触痛，伴眉毛完全脱落。无感觉减退，无出汗改变。

◎ 既往体健，否认外伤史，系统检查无异常。

◎ 家族成员及周围人群无类似病史。

◎ 皮肤科检查：面部可见散在数个花生至绿豆大小类圆形结节，浅褐色或肤色，边界不清，表面光滑，偶有破溃，触之稍韧；全身其余皮肤未见异常；双侧眉毛完全脱落，毛囊可见。双侧颈部可触及数个肿大的淋巴结。未扪及周围神经粗大。

◎ 实验室检查：无明显异常。

◎ 病理学检查：表皮轻度萎缩。表皮下可见细窄无浸润带，真皮全层可见泡沫样组织细胞肉芽肿弥漫浸润，其间可见少量淋巴细胞，较多组织细胞及泡沫细胞内可见淡蓝色物质。

◎ 抗酸染色（＋）。

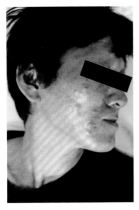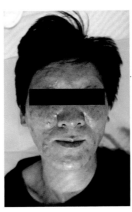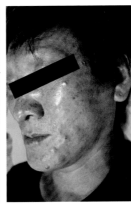

◀临床特征：面部可见散在数个花生大小的浅褐色类圆形结节，边界不清，表面光滑，部分破溃

13

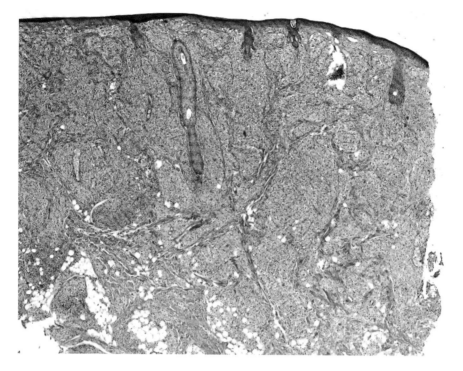

▲ 病理学特征：表皮轻度萎缩。表皮下可见细窄无浸润带，真皮全层可见泡沫样组织细胞肉芽肿弥漫性浸润

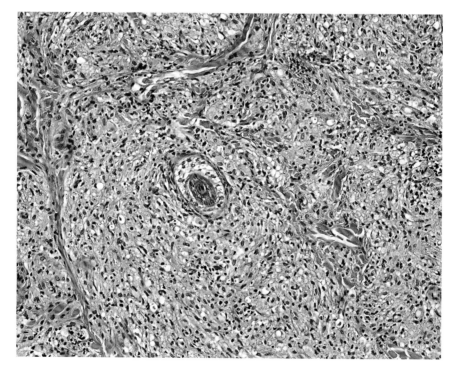

▲ 病理学特征：泡沫细胞、淋巴细胞等围绕汗腺、毛囊等附属器

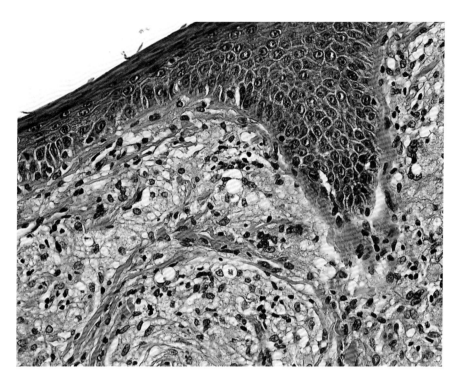

▲ 病理学特征：较多组织细胞及泡沫细胞内可见淡蓝色物质

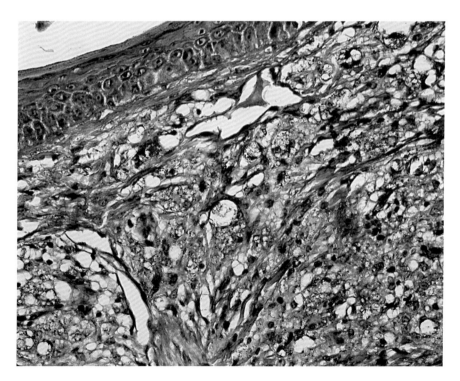

▲ 抗酸染色（＋）

| 临床要点 |

▶ 瘤型麻风是多菌型麻风。

▶ 好发部位为面部、臀部、下背部及骨性突出部位。

▶ 临床表现早期皮损为淡红色或浅色斑，广泛对称分布，边界模糊，表面光亮；中晚期可见结节、斑块及弥漫性浸润；典型晚期表现为"狮面"外观、鼻唇增厚、耳垂肥大、眉睫脱落等。

▶ 早期神经损害不明显，中晚期可出现明显感觉障碍和闭汗。

▶ 其他脏器受累少见。

▶ 组织病理学：表皮萎缩，表皮下可见无浸润带。真皮内主要为组织细胞或泡沫细胞肉芽肿，淋巴细胞少而散在。神经小分支破坏较晚、较轻，神经束膜一般正常。

▶ 抗酸染色强（+）。

▶ 皮损组织液涂片抗酸杆菌（5~6+），麻风菌素试验（-）。

▶ 临床上需要与梅毒、蕈样肉芽肿、皮肤结核、结节病及银屑病鉴别。

（深圳市人民医院皮肤科　党林）

病例 5 疣状皮肤结核
Tuberculosis verrucosa cutis

| 临床资料 |

◎ 患者，男性，55岁。

◎ 双侧腹股沟及下腹环形疣状斑块5年。

◎ 患者5年前无明显诱因腹股沟出现丘疹、结节，逐渐增大，表面呈疣状，结节中央坏死，形成瘢痕，并逐渐向外扩展，周围出现红晕。

◎ 既往体健，系统检查无异常。

◎ 皮肤科检查：双侧腹股沟及下腹可见大小约45 cm×22 cm的红色环形疣状斑块，边界清楚，皮损边缘角化过度伴大量鳞屑，中央可见萎缩性瘢痕，外周可见暗红色晕，形成"三廓征"。

◎ 实验室检查：T-SPOT（+），PPD（+）。

◎ 病理学检查：表皮假上皮瘤样增生，棘层增厚。真皮内肉芽肿性炎症改变，可见组织细胞、淋巴细胞、中性粒细胞为主的炎症细胞浸润，偶见多核巨细胞。

◎ 抗酸染色（－）。

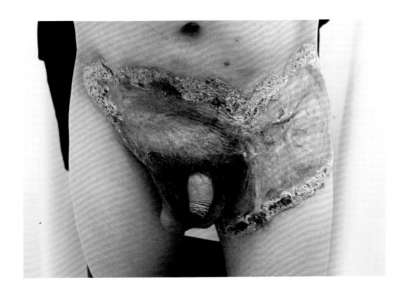

◀临床特征：双侧腹股沟及下腹可见红色环形疣状斑块，边缘角化过度伴鳞屑，中央可见萎缩性瘢痕，外周可见暗红色晕

17

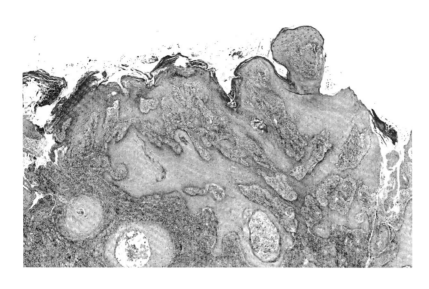

◀病理学特征：
表皮假上皮瘤样
增生

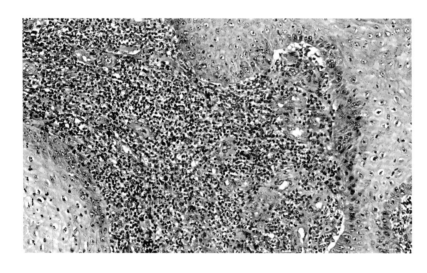

◀病理学特征：
真皮内可见大量
组织细胞、淋巴
细胞及中性粒细
胞浸润，局部形
成脓疡

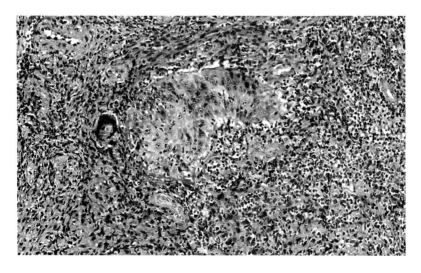

◀病理学特征：
真皮内肉芽肿性
炎症，可见大量
组织细胞及散在
多核巨细胞

| 临床要点 |

▶ 疣状皮肤结核是一种较少见的皮肤结核。

▶ 结核分枝杆菌经皮肤外伤处侵入皮肤而发病，发病个体免疫力相对较强，呈慢性病程。

▶ 好发部位为四肢和臀部等易暴露部位。

▶ 临床表现初始为小丘疹或结节，逐渐发展为疣状或角化过度性斑块，斑块质硬，疣状表面有时有裂隙并可排出脓液，皮损逐渐扩大，边缘呈疣状隆起，中央网状瘢痕，周围暗红色晕，形成"三廓征"。

▶ 组织病理学：角化过度，表皮疣状增生或假上皮瘤样增生。真皮上部常有中性粒细胞浸润，形成脓肿；真皮中部可见组织细胞、淋巴细胞、中性粒细胞及少量多核巨细胞组成的肉芽肿性炎症浸润及中等程度的干酪样坏死。

▶ 抗酸染色常（−），可通过结核分枝杆菌PCR检测提高诊断率。

▶ 临床及病理上需要与疣状寻常狼疮、疣状真菌感染、三期梅毒及肥厚性扁平苔藓鉴别。

（重庆医科大学附属第一医院皮肤科　邓丽佳　方圣）

游泳池肉芽肿
Swimming pool granuloma

| 临床资料 |

◎ 患者，女性，63岁。

◎ 右上肢皮疹伴疼痛2年，加重1个月。

◎ 患者2年前洗虾时右手示指被冻虾刺伤后，于受伤部位开始出现红色丘疹、红斑、小结节，伴轻微疼痛，皮疹缓慢增大增多，并向上蔓延。曾于外院行组织病理检查为感染性肉芽肿改变，PAS染色（－），予伊曲康唑口服3个月，未见好转。1个月前无明显诱因病情加重，皮疹明显增多，面积扩大，蔓延成片，红斑表面出现脓疱、破溃、结痂，疼痛加剧，无发热。

◎ 既往患2型糖尿病，系统检查无异常。

◎ 皮肤科检查：右上肢伸侧可见多个紫红色至鲜红色斑片、斑块，形态不规则，斑块边缘明显红晕，其上可见米粒至黄豆大小结节，部分红斑表面可见较多脓疱、黄色鳞屑性痂，部分有浅表小溃疡。右上肢屈侧皮下可触及多个卵圆形及条索状结节，稍隆起，表面皮肤正常，无触痛。

◎ 实验室检查：组织真菌培养（－）；分枝杆菌培养（＋）；分枝杆菌核酸测序结果：海鱼分枝杆菌。

◎ 病理学检查：

• （右前臂）表皮大致正常。真皮中下部可见肉芽肿性炎症改变，中央为纤维素样坏死及中性粒细胞，周围绕以组织细胞、淋巴细胞及浆细胞；PAS染色（－），抗酸染色（－）。

• （右手背）表皮浆痂形成，表皮增生。真皮中上部水肿，大量混合性炎症细胞浸润，可见中性粒细胞、淋巴细胞、浆细胞及组织细胞，符合感染性肉芽肿改变；PAS染色（－），抗酸染色（－）。

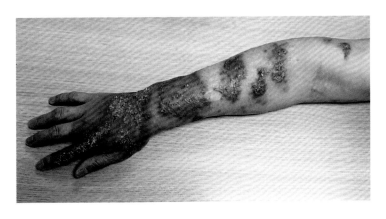

◀ 临床特征：右上肢伸侧可见多个紫红色至鲜红色斑片及斑块，形态不规则，斑块边缘明显红晕，其上可见米粒至黄豆大小结节，部分红斑表面可见较多脓疱、黄色鳞屑性痂，部分有浅表小溃疡

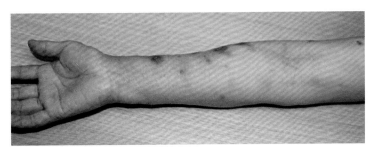

◀ 临床特征：右上肢屈侧皮下可触及多个卵圆形及条索状结节，稍隆起

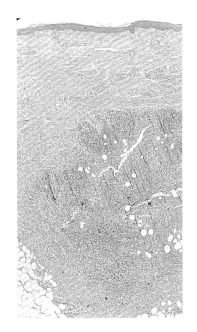

▲ 病理学特征（右前臂）：表皮大致正常。真皮中下部可见肉芽肿性炎症改变，中央为纤维素样坏死及中性粒细胞，周围可见混合性炎症细胞浸润

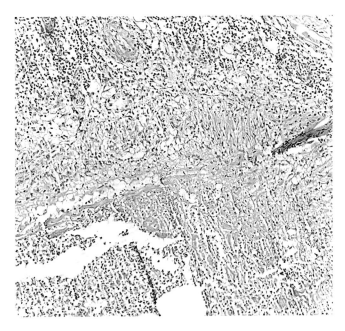

▲ 病理学特征（右前臂）：肉芽肿中央为纤维素样坏死，可见大量中性粒细胞，周围绕以组织细胞、淋巴细胞及浆细胞

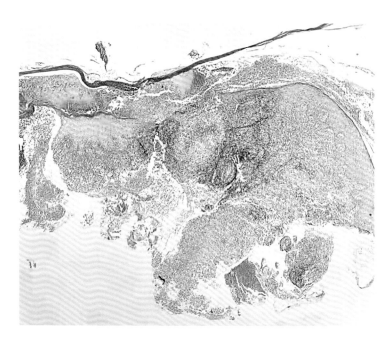

▲ 病理学特征（右手背）：表皮浆痂形成，表皮增生。真皮中上部大量混合性炎症细胞浸润

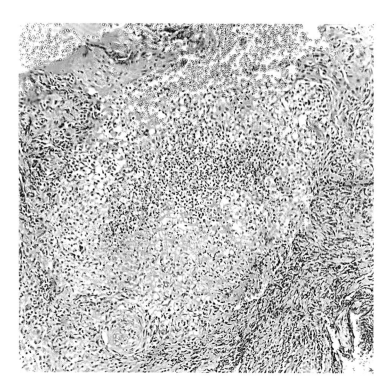

▲ 病理学特征（右手背）：可见"三带现象"，中央为中性粒细胞聚集，周围绕以少量组织细胞，外周可见少量淋巴细胞和浆细胞

| 临床要点 |

▶ 游泳池肉芽肿是由海鱼分枝杆菌直接接种引起的慢性皮肤肉芽肿。

▶ 常有局部外伤史，接触有分枝杆菌的疫水或受鱼、虾等刺伤而感染。

▶ 多见于渔民、加工海鱼工人、海洋水族馆工人及免疫抑制患者。

▶ 好发部位为单侧上肢。

▶ 临床表现为孤立的红色丘疹、结节或脓疱，逐渐增大，既而破溃形成有痂溃疡或疣状损害，免疫力低下患者可发生播散性感染，播散时25%～50%为结节增多，沿淋巴管排列，可伴局部淋巴结轻度肿大。

▶ 一般不伴疼痛，很少出现发热。

▶ 组织病理学：表皮角化过度，乳头瘤样增生。真皮内可见结核样肉芽肿改变，可出现纤维素样变性，无干酪样坏死。

▶ 分枝杆菌培养及分枝杆菌核酸测序可明确诊断。

▶ 临床及病理上需要与孢子丝菌病鉴别。

（大连市皮肤病医院　皮肤科　赵文　病理科　彭琳琳）

病
例 **7** ———————————————— 掌黑癣
Tinea nigra palmaris

│ 临床资料 │

◎ 患者，男性，6岁。

◎ 手部黑斑2年。

◎ 患者2年前无明显诱因右手掌指关节桡侧出现一黑斑，逐渐增大，无自觉症状。

◎ 既往体健，系统检查无异常。

◎ 皮肤科检查：右手示指掌指关节桡侧可见一2.5 cm×3 cm大小的黑褐色斑片，边界清楚。

◎ 实验室检查：无明显异常。

◎ 病理学检查：角化过度，角质层上部可见较多短分隔的棕色菌丝和孢子。

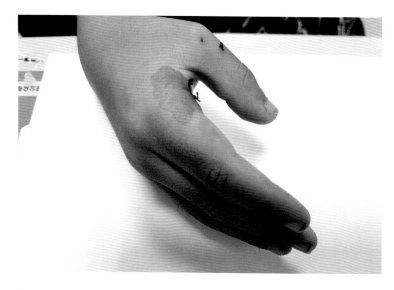

◀临床特征：右手示指掌指关节桡侧可见一2.5 cm×3 cm大小的黑褐色斑片，边界清楚

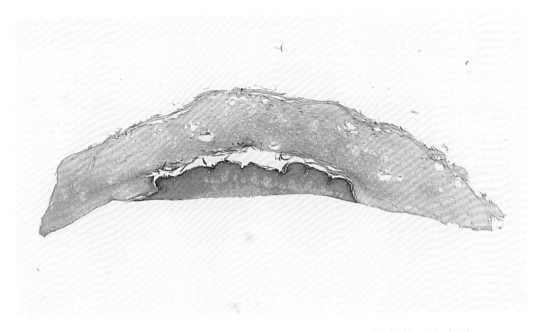

▲ 病理学特征：角化过度，角质层上部可见较多短分隔的棕色菌丝和孢子

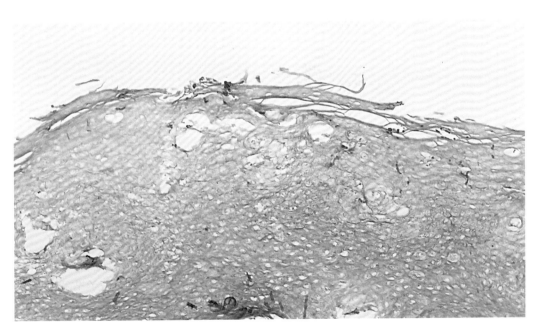

▲ 病理学特征：角化过度，角质层上部可见较多短分隔的棕色菌丝和孢子

| 临床要点 |

▶ 掌黑癣是一种由威尼克何德霉属（*Hortaea werneckii*）引起的浅表皮肤真菌病。

▶ 直接接触环境中威尼克何德霉可引起掌黑癣，手足多汗是重要易感因素。

▶ 多见于青年人，男女患病比为1∶3。

▶ 好发部位为手掌，也可见于足底、颈部和躯干。

▶ 临床表现为单发的、边界清楚的棕色至灰色或绿色斑疹或斑片，呈天鹅绒样或偶有少许鳞屑。

▶ 无自觉症状。

▶ 组织病理学：角质层上部可见短分隔的黄色或棕色菌丝和孢子。

▶ 临床上需要与色素痣、炎症后色素沉着、花斑糠疹及恶性黑素瘤鉴别。

（武汉市第一医院皮肤科　苏飞　陈柳青）

病例 8

Majocchi 肉芽肿
Majocchi's granuloma

| 临床资料 |

◎ 患者，女性，58岁。

◎ 左眼下方皮疹1个月余。

◎ 患者1个月余前无明显诱因左眼下方出现红色丘疹，皮疹逐渐变大增多，无自觉症状，外用丁酸氢化可的松乳膏后皮疹加重。

◎ 既往体健，系统检查无异常。

◎ 皮肤科检查：左眼下方可见数个红色浸润性斑块，部分融合，境界清楚。

◎ 实验室检查：无明显异常。

◎ 病理学检查：表皮大致正常。真皮浅中层血管及附属器周围可见混合炎症细胞浸润，以淋巴细胞和组织细胞为主，伴有少量浆细胞及中性粒细胞；部分毛囊中可见较多孢子。

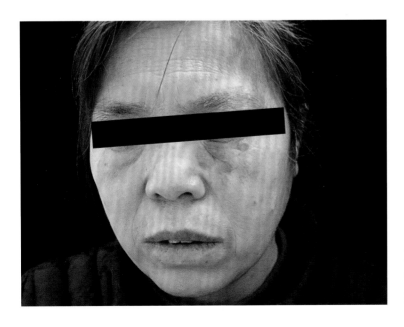

◀临床特征：左眼下方可见数个红色浸润性斑块，部分融合，境界清楚

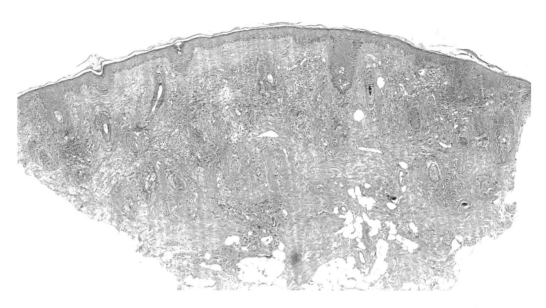

▲ 病理学特征：真皮浅中层血管及附属器周围可见混合炎症细胞浸润，以淋巴细胞和组织细胞为主，伴有少量浆细胞及中性粒细胞

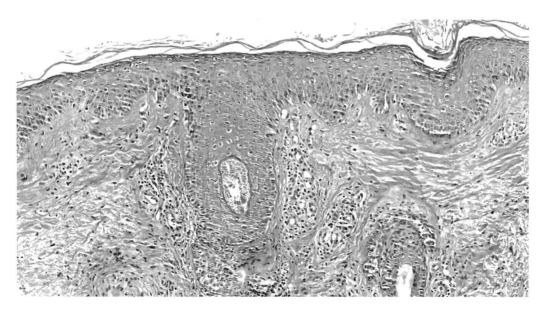

▲ 病理学特征：部分毛囊中可见较多孢子

| 临床要点 |

► Majocchi肉芽肿又称皮肤癣菌肉芽肿，是皮肤癣菌通过被破坏的毛囊，侵入真皮和皮下组织而引起的感染性疾病。

► 最常见的致病菌是红色毛癣菌。

► 皮肤创伤、女性剃除腿毛、免疫抑制、外用糖皮质激素等均可诱发Majocchi肉芽肿。

► 临床表现为毛囊性丘疹或结节，也可出现脓疱；免疫抑制患者可能出现皮下结节和脓肿，少数情况可泛发全身。

► 局部可有灼热感，轻微痛感，一般无全身症状。

► 组织病理学：真皮内可见弥漫性混合炎症细胞浸润，以淋巴细胞和组织细胞为主，可伴有数量不等的中性粒细胞和嗜酸性粒细胞；在毛囊内或者毛囊周围发现孢子可以确诊。

► 真菌培养可鉴定真菌的种类。

（武汉市第一医院皮肤科　苏飞　陈柳青）

裴氏着色真菌致皮肤着色芽生菌病
Chromoblastomycosis caused by *Fonsecaea pedrosoi*

| 临床资料 |

◎ 患者，男性，62岁。

◎ 左下肢、左上肢皮疹伴瘙痒10年余。

◎ 患者10余年前无明显诱因左小腿出现一蚕豆大小红色结节，边缘少许脱屑，无自觉症状，后左下肢、左上肢逐渐出现类似结节并逐渐增多、融合成片，逐渐出现瘙痒并加重。

◎ 既往体健，系统检查无异常。

◎ 皮肤科检查：左上肢及左下肢可见多发绿豆至蚕豆大小的红色结节、斑块，其上可见结痂及鳞屑，部分融合，呈疣状增生。

◎ 实验室检查：无明显异常。

◎ 病理学检查：角化过度，角化不全，表皮浆痂形成，棘层增生。真皮全层及皮下组织可见弥漫性混合炎症细胞浸润，包括组织细胞、多核巨细胞、中性粒细胞、淋巴细胞、浆细胞及嗜酸性粒细胞，伴毛细血管增生扩张，可见散在棕色孢子样结构。

◎ PAS染色：可见圆形厚壁的硬壳小体。

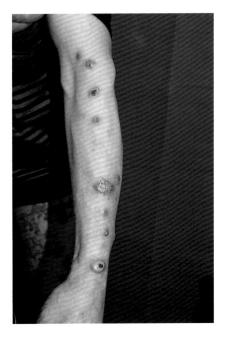 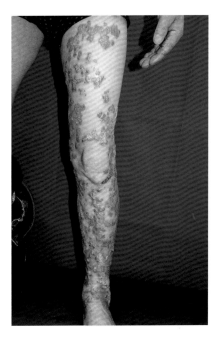

▲ 临床特征：左上肢可见呈线状分布的绿豆至蚕豆大小的红色结节，其上可见少许鳞屑及结痂

▲ 临床特征：左下肢可见多发绿豆至蚕豆大小的红色结节、斑块，部分融合，呈疣状增生

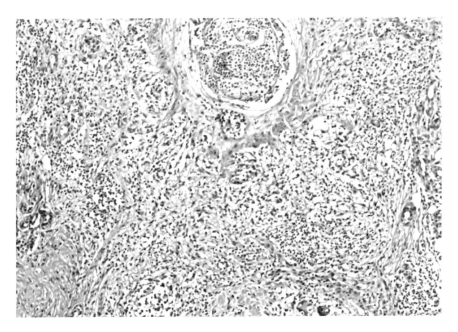

▲ 病理学特征：真皮全层及皮下组织可见弥漫性混合炎症细胞浸润，包括组织细胞、多核巨细胞、中性粒细胞、淋巴细胞、浆细胞及嗜酸性粒细胞，伴毛细血管增生扩张

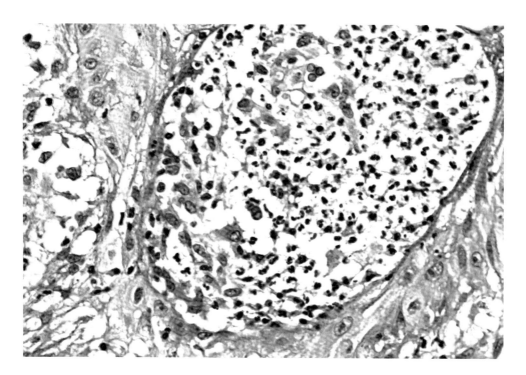

▲ 病理学特征：可见散在厚壁孢子样结构

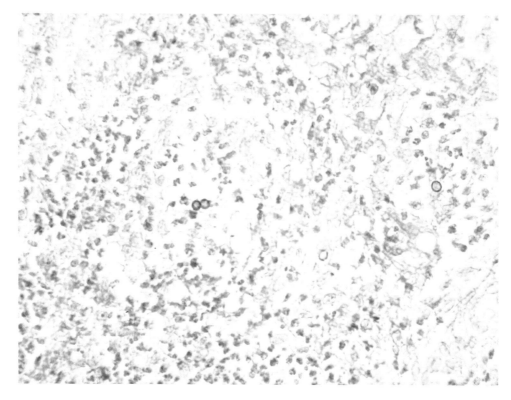

▲ PAS染色：可见圆形厚壁的硬壳小体

｜ 临床要点 ｜

▶ 皮肤着色芽生菌病是皮肤及皮下组织的慢性局灶性感染，裴氏着色真菌（裴氏着色霉）是其中致病菌之一。

▶ 多见于成年男性，多从事与土壤或腐烂植物接触又易受外伤的职业。

▶ 好发部位为身体暴露部分，尤其是小腿、足部和前臂，多为单侧。

▶ 临床表现初为附有鳞屑的粉红色丘疹，逐渐增大形成结节，其后形成淡紫色、不规则的斑块和疣状结节，可沿淋巴管播散，常有溃疡、结痂、溢脓，皮损表面常有黑点（病原菌被排出到表皮）；病程迁延。

▶ 自觉症状轻微。

▶ 组织病理学：表皮假上皮瘤样增生或溃疡形成。真皮内可见组织细胞、多核巨细胞组成的肉芽肿结节，可伴有大量中性粒细胞浸润及坏死，结节外周可见淋巴细胞、浆细胞、嗜酸性粒细胞等混合炎症细胞浸润；巨细胞内或脓肿中可见单个或成堆的棕色圆形厚壁孢子（硬壳小体）。

▶ PAS染色：可见硬壳小体及暗色菌丝。

▶ 鉴定病原菌需依靠真菌培养或分子生物学方法。

▶ 临床及病理上需要与疣状皮肤结核、非典型分枝杆菌感染及孢子丝菌病鉴别。

（陆军军医大学第一附属医院皮肤科　张恋　翟志芳　王娟）

孢子丝菌病
Sporotrichosis

| 临床资料 |

◎ 患者，男性，42岁。

◎ 左手背、上肢多发丘疹、结节5个月，伴轻度疼痛。

◎ 患者5个月前左手示指尖被螃蟹扎伤后出现红色结节，随后左手示指伸侧、手背及左前臂相继出现多个暗红色结节，且逐渐增大，部分皮损融合，当地医院切开示指及手背结节后溢出暗红色脓血，形成溃疡。

◎ 既往体健，系统检查无异常。

◎ 皮肤科检查：左手示指及中指伸侧、手背、左前臂可见数枚暗红色结节，呈带状分布，左手背皮损融合成肥厚增生性斑块，皮损表面疣状增生并附着痂屑，部分区域破溃形成浅溃疡。

◎ 实验室检查：无明显异常。

◎ 病理学检查：真皮内可见混合炎症细胞浸润形成的肉芽肿性炎症，包括较多中性粒细胞、淋巴细胞、浆细胞、组织细胞及少量多核巨细胞。

◎ PAS染色：可见真菌孢子。

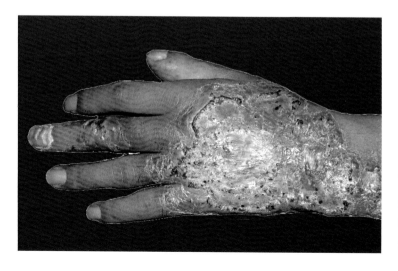

◀临床特征：左手背可见肥厚增生性斑块，表面附着痂屑，部分区域破溃形成浅溃疡

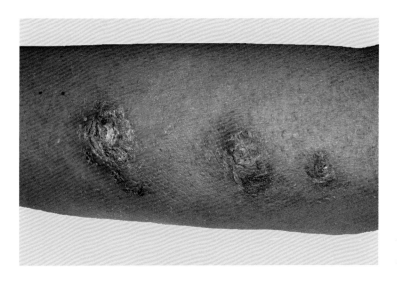

◀临床特征：左前臂多发暗红色结节呈带状分布，表面疣状增生，附着痂屑

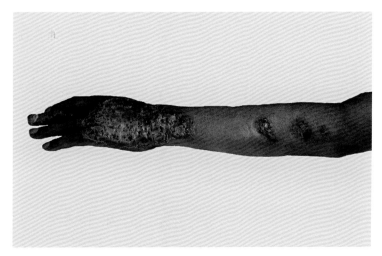

◀临床特征：左上肢皮损呈带状分布

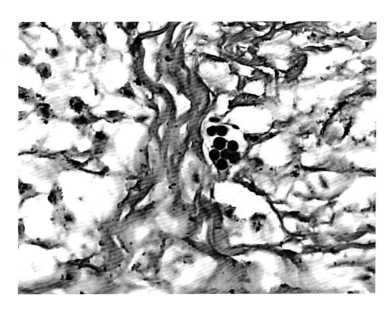

◀PAS染色：可见真菌孢子

| 临床要点 |

▶ 孢子丝菌病是由双相真菌孢子丝菌属引起的皮肤、皮下组织及其附近淋巴管的慢性感染。

▶ 可分为皮肤淋巴管型、固定型、皮肤黏膜型和播散型，其中皮肤淋巴管型最常见（占75%）。

▶ 主要感染方式为皮肤接种，尤其是接触植物或土壤。

▶ 好发部位为易受外伤处，尤其是手部和上肢。

▶ 临床表现为局部小而硬的红色或紫色皮下结节，可形成溃疡，随后出现沿淋巴管呈带状分布的多发结节，后起结节较少破溃。

▶ 常无自觉症状。

▶ 组织病理学：较久的原发损害可见表皮疣状增生，真皮内可见感染性肉芽肿性炎症。淋巴管上结节较原发损害更具特征性，浸润分三层：中央为"化脓层"，以中性粒细胞为主；第二层为"结核样层"，主要为组织细胞和多核巨细胞；最外层为"梅毒样层"，主要为淋巴细胞和浆细胞。有时可见星状小体。

▶ PAS染色：可见真菌孢子，部分孢子可呈雪茄形。

▶ 临床及病理上需要与非典型分枝杆菌感染、皮肤结核及着色芽生菌病鉴别。

（东北国际医院皮肤科　杨晶露　张士发）

皮肤灰盖鬼伞感染
Skin infection caused by *Coprinopsis cinerea*

| **临床资料** |

◎ 患者，女性，41岁。

◎ 左上肢及肩部红斑、结节伴疼痛12天。

◎ 患者12天前无明显诱因左前臂内侧出现类圆形淡粉色斑块，伴剧烈疼痛，后皮损逐渐增多发展至左上肢及左肩。

◎ 既往史：患者为急性髓系白血病造血干细胞移植2年后复发，2个月前于化疗过程中发生持续性粒细胞缺乏，后出现发热。肺部CT提示肺部左上叶尖后段出现片状实变影，增强CT提示左侧锁骨下动脉胸锁关节水平栓塞，给予广谱抗细菌及抗真菌治疗无效。

◎ 皮肤科检查：左上肢及左肩部可见多发黄豆至硬币大小、淡粉至紫红色斑块及结节，部分紫红色结节周围有红晕，压痛（＋）。

◎ 实验室检查：血常规示三系减少；G试验略增高，GM试验（－）；血培养（－），肺泡灌洗液培养（－）；肺泡灌洗液mNGS检出灰盖鬼伞序列，皮肤组织mNGS检出灰盖鬼伞序列；皮肤组织真菌培养（＋），ITS区序列分析鉴定为灰盖鬼伞。

◎ 皮肤超声：皮下软组织层可见多个中强回声结节，未见血流信号；肌肉层可见多个低回声结节，未见血流信号。

◎ 病理学检查：表皮大致正常。真皮及皮下组织可见血管壁明显纤维素样变性，有血栓形成，血管周围可见散在以单一核细胞为主的炎症细胞浸润。油镜下血栓及脂肪小叶内可见大量分隔菌丝。

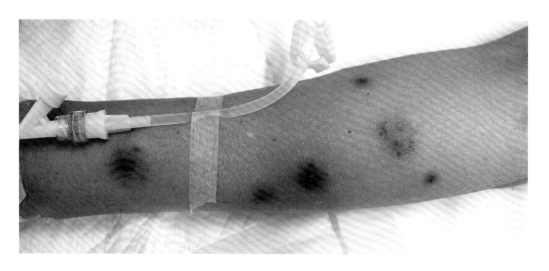

▲ 临床特征：左上肢散在黄豆至硬币大小、淡粉至紫红色斑块及结节，部分紫红色结节周围有红晕，部分结节顶端结痂

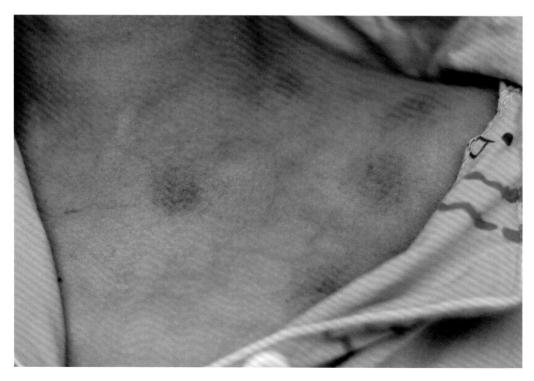

▲ 临床特征：左肩部可见散在硬币大小粉红至紫红色斑块及结节

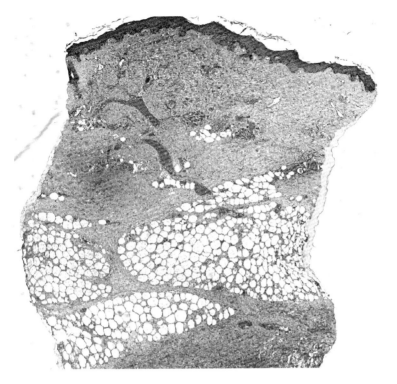

◀ 病理学特征：真皮
及皮下组织可见血管
壁明显纤维素样变
性，有血栓形成

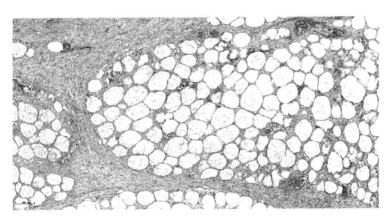

◀ 病理学特征：脂肪
小叶及血栓内可见大
量渗出物

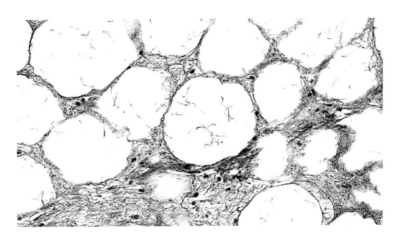

◀ 病理学特征：脂肪
小叶内可见分隔菌丝

| 临床要点 |

▶ 灰盖鬼伞属于丝状担子菌，为条件致病真菌。

▶ 本病多见于造血干细胞移植术后患者。

▶ 临床表现早期为淡红色斑疹或丘疹，可迅速发展为紫红色结节或坏死性皮损。

▶ 皮损沿单侧肢体分布，可能是由于大中动脉菌栓脱落堵塞远端血管所致。

▶ 疼痛剧烈。

▶ 多合并肺部感染。

▶ 组织病理学：真皮及皮下组织血管内可见血栓形成，脂肪小叶及血栓内可见大量分隔菌丝。

▶ PAS染色（＋），银染色（＋）。

（空军特色医学中心皮肤科 王千 张萍）

花斑癣样疣状表皮发育不良
Epidermodysplasia verruciformis mimicking pityriasis versicolor

| **临床资料** |

◎ 患者，女性，7岁。

◎ 面部白色皮疹1个月，逐渐增多。

◎ 患者1个月前无明显诱因双侧眼睑出现数个色素减退性斑点，逐渐增多、泛发至前额，诊断为"花斑癣"，间断外用盐酸特比萘芬乳膏数天，皮疹无明显改善，进一步增大增多。

◎ 既往体健，家族史无特殊，系统检查无异常。

◎ 皮肤科检查：双侧上眼睑、前额可见数个直径 0.2 ~ 0.5 cm 的色素减退性斑疹，上覆少量鳞屑，头发、指甲、黏膜、躯干及四肢皮肤未见异常。

◎ 皮肤镜检查：可见色素减退性红斑上的点状血管，毳毛色素减少。

◎ 实验室检查：真菌镜检、培养（-）；人类免疫缺陷病毒（HIV）抗体（-），CD4细胞计数正常；皮损处人乳头瘤病毒（HPV）-5（+）。

◎ 病理学检查：网篮状角化过度，棘层增厚，角质形成细胞空泡化，胞质呈蓝灰色，包含多个大小、形状不等的透明角质蛋白颗粒。

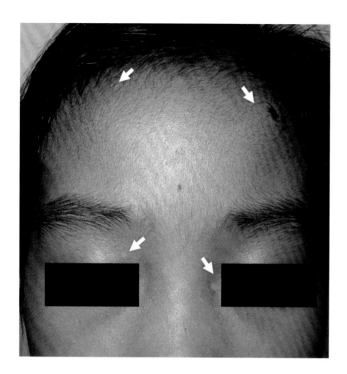

◀临床特征：双侧上眼睑、前额可见数个直径0.2～0.5 cm的色素减退性斑疹，上覆少量鳞屑

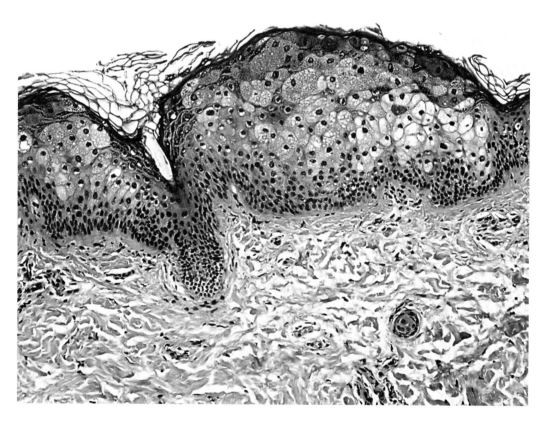

▲ 病理学特征：网篮状角化过度，棘层增厚，角质形成细胞空泡化，胞质呈蓝灰色，可见大小、形状不等的透明角质蛋白颗粒

｜ 临床要点 ｜

▶ 花斑癣样疣状表皮发育不良是疣状表皮发育不良的一种少见类型。

▶ 器官移植受者、获得性免疫缺陷综合征（AIDS）或自身免疫性疾病等免疫抑制者容易出现。

▶ 有报道常染色体隐性遗传，致病基因为 *TMC6* 基因和 *TMC8* 基因。

▶ 临床表现为花斑癣样片状、粉红色或色素减退性斑疹或薄的扁平丘疹。

▶ 常无自觉症状。

▶ 组织病理学：网篮状外观的角化过度，棘层增厚，角质形成细胞空泡化，细胞较大，核周有晕，有蓝灰色苍白的胞质。

▶ 部分HPV3/5/8检测（＋）。

▶ 临床上需要与花斑癣鉴别。

（首都医科大学附属北京儿童医院皮肤科　张斌　何瑞　马琳）

病例 13 生殖器单纯疱疹病毒 –1 型感染
HSV–1 infection of genital

| 临床资料 |

◎ 患者，男性，26岁。

◎ 阴囊皮疹2周，加重3天。

◎ 患者2周前无明显诱因左阴囊出现多发水疱，伴轻度疼痛不适，未诊治，3天前水疱破溃，出现糜烂、溃疡。

◎ 既往体健，否认冶游史，系统检查无异常。

◎ 皮肤科检查：左侧阴囊可见较多丘疹、斑块，部分融合，多数丘疹中央可见坏死及溃疡形成。

◎ 实验室检查：HSV–1 IgM（＋）、HSV–1 IgG（－）、HSV–2 IgM（－）、HSV–2 IgG（－）。

◎ 病理学检查：局部表皮坏死，溃疡形成，可见角质形成细胞气球样变性，染色质边集，形成嗜碱性的蛋壳样外观，真皮浅中层可见混合炎症细胞浸润。

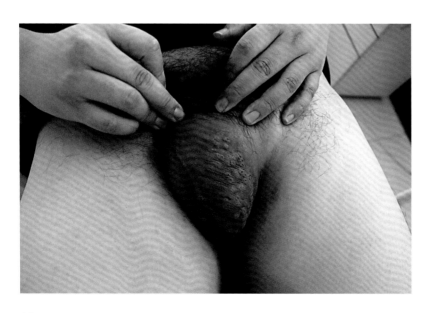

◀临床特征：左侧阴囊可见较多丘疹、斑块，部分融合，多数丘疹中央可见坏死及溃疡形成

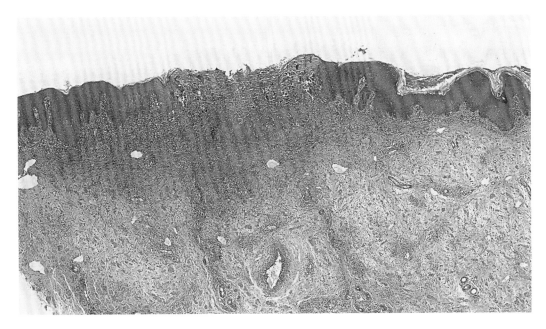

▲ 病理学特征：局部表皮坏死，溃疡形成，可见角质形成细胞气球样变性，染色质边集，形成嗜碱性的蛋壳样外观，真皮浅中层可见混合炎症细胞浸润

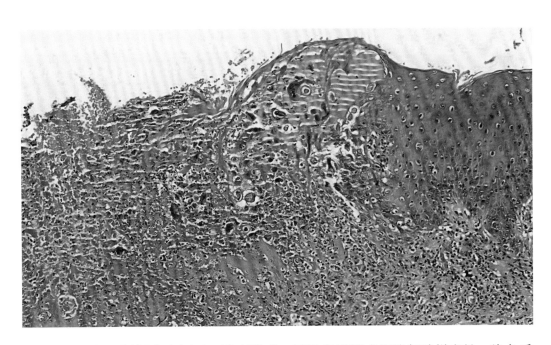

▲ 病理学特征：局部表皮坏死，溃疡形成，可见角质形成细胞气球样变性，染色质边集，形成嗜碱性的蛋壳样外观，真皮浅中层可见混合炎症细胞浸润

| 临床要点 |

▶ HSV-2是生殖器疱疹病毒感染的主要病原体，HSV-1也可引起感染。

▶ 可通过性接触传播。

▶ 临床可分为原发性感染、非原发性初发感染和复发性感染。

▶ 临床表现为生殖器溃疡及全身症状，部分患者症状轻微或无症状。

▶ 可伴疼痛。

▶ 组织病理学：表皮内水疱形成，可见角质形成细胞气球样变性，局部角质形成细胞相互挤压形成多核巨细胞，角质形成细胞核内染色质边集，形成蛋壳样外观。可见毛囊皮脂腺局部或整体性坏死。

▶ PCR检测HSV核酸或行HSV特异性血清抗体检查可明确诊断。

▶ 临床上需要与带状疱疹、脓疱疮及手足口病鉴别。

（武汉市第一医院皮肤科　苏飞　陈柳青）

| 临床资料 |

◎ 患者，男性，48岁。

◎ 头面部、躯干、四肢皮疹伴轻度瘙痒2个月余。

◎ 患者2个月余前无明显诱因四肢、躯干出现多发红色皮疹，伴轻度瘙痒，部分皮疹表面脱屑，后蔓延至面部，否认发热、腹泻、关节痛等其他不适。

◎ 既往体健，系统检查无异常，颈部淋巴结可触及，边界清楚，活动度尚可。

◎ 皮肤科检查：面部、躯干、四肢可见多发红色丘疹、结节、斑块，部分斑块表面覆有鳞屑，掌跖未受累。

◎ 实验室检查：结核菌素纯蛋白衍生物（PPD）试验（－），T-SPOT（－），梅毒螺旋体血凝试验（TPHA）（＋），快速血浆反应素试验（RPR）1∶128，HIV（－）。

◎ 病理学检查：表皮海绵水肿，界面改变。真皮全层可见多个结核样肉芽肿，无干酪性坏死，血管及附属器周围可见混合炎症细胞浸润，包括淋巴细胞、中性粒细胞和浆细胞。

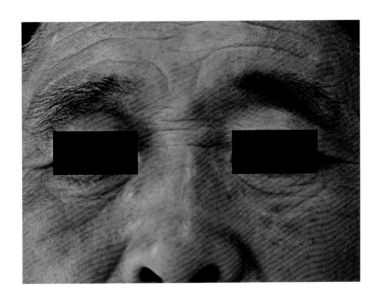

◀临床特征：面部可见多发红色丘疹、结节，表面光滑，未见明显鳞屑

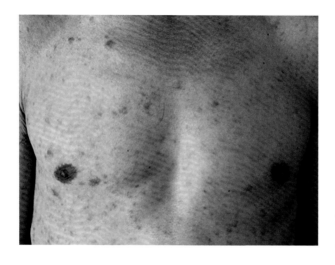

◀临床特征：躯干部可见多发红色丘疹、结节，表面光滑，未见明显鳞屑

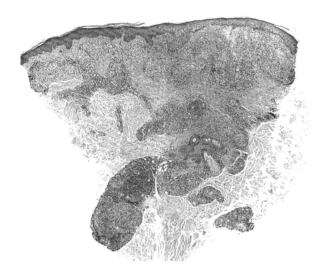

◀病理学特征：表皮海绵水肿，界面改变。真皮全层可见多个结核样肉芽肿

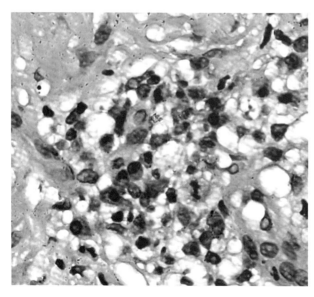

◀病理学特征：结核样肉芽肿周围可见较多浆细胞浸润

| 临床要点 |

▶ 结节性梅毒疹是二期梅毒疹的一种罕见类型。

▶ 好发部位为躯干上部，尤其是面颈部，掌跖及黏膜往往不受累。

▶ 二期梅毒疹可表现为斑疹、丘疹、斑丘疹、脓疱、溃疡、结节等，结节性梅毒疹为罕见类型。

▶ 常无自觉症状。

▶ 组织病理学：真皮全层可见多发非干酪坏死性肉芽肿，肉芽肿周围常可见混合炎症细胞浸润，包括中性粒细胞、浆细胞和淋巴细胞。

▶ 临床及病理上需要与淋巴瘤、结节病、结核疹及麻风鉴别。

（北京大学第一医院皮肤科　孙婧茹　汪旸）

病例 15 皮肤垢着病
Cutaneous dirt-adherent disease

| 临床资料 |

◎ 患者，女性，21岁。

◎ 发现下腹部皮疹伴瘙痒1日。

◎ 患者1日前偶然于下腹部发现片状分布的黄褐色丘疹，伴轻度瘙痒。

◎ 既往体健，精神状况良好，无特殊癖好，无局部刺激史，系统检查无异常。

◎ 皮肤科检查：耻骨联合正上方可见数十个黄褐色多角形丘疹，聚集成片，丘疹界限清楚，表面略粗糙，伴少许脂溢性鳞屑，无破溃及浸润。

◎ 实验室检查：无明显异常。

◎ 病理学检查：角质层显著网篮状角化过度，多处角栓形成，角质层内可见多处簇集分布的圆形及类圆形孢子样结构，颗粒层变薄，棘层显著萎缩变薄，表皮突不规则缩小或延长。真皮乳头可见少量淋巴细胞浸润。

◎ PAS染色：角质层内可见成片分布的真菌孢子。

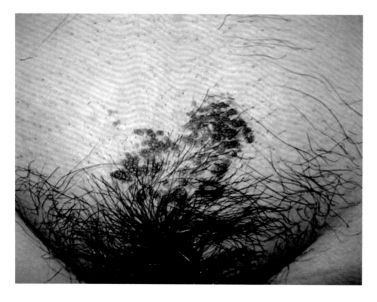

◀临床特征：耻骨联合正上方可见数十个黄褐色多角形丘疹，聚集成片，丘疹界限清楚，表面略粗糙，伴少许脂溢性鳞屑

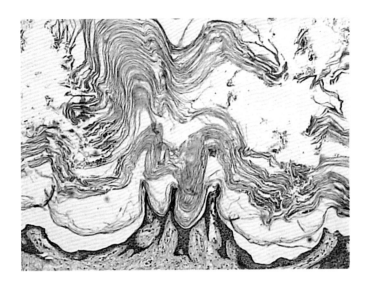

◀病理学特征：角质层网篮状角化过度，多处角栓形成

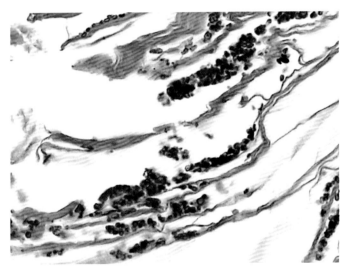

◀病理学特征：角质层内可见较多圆形及类圆形孢子

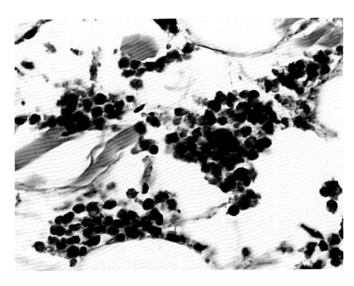

◀PAS染色：角质层内可见成片分布的真菌孢子

| 临床要点 |

▶ 皮肤垢着病是一种罕见的精神性皮肤病，与精神因素、外伤或长期未清洗有关。

▶ 可能与马拉色菌感染有关。

▶ 多见于女性青少年。

▶ 好发部位为乳头、乳晕及周围或额部、颊部，常为局限分布。

▶ 临床表现为绿豆大小多发性黑褐色小丘疹，可增多扩大融合，表面呈疣状污垢堆积或褐色痂，质硬，不易剥离，境界清楚。

▶ 可伴瘙痒。

▶ 组织病理学：角化过度，角化物质形成团状，真皮浅层血管周围可见少量淋巴细胞浸润。

▶ 临床上需要与乳头乳晕角化过度病鉴别。

（东北国际医院皮肤科　杨晶露　张士发）

病例 16 — 瘢痕疙瘩继发皮肤垢着病
Cutaneous dirt-adherent disease secondary to keloid

| 临床资料 |

◎ 患者，男性，31岁。

◎ 胸部红色皮疹伴轻度痛痒7年。

◎ 患者7年前无明显诱因胸部出现数个红色丘疹和脓疱，自行消退后原皮损处出现红色斑块并逐渐扩大，伴阵发性轻度瘙痒和针刺样疼痛。3年前于斑块上反复出现黑色结痂并逐渐增厚，用力可剥离。

◎ 既往体健，系统查体无异常。

◎ 皮肤科检查：胸部可见散在分布的淡红色或近肤色斑块，界限清楚，表面覆盖较厚脂溢性褐色痂，有裂纹如树皮状，用力可剥离，其下皮肤较光滑，轻压痛。

◎ 实验室检查：无明显异常。

◎ 病理学检查：高度团块状角化过度，巨大角栓，角质层内可见孢子样颗粒，可见假性角囊肿，基底层黑素颗粒明显增多。真皮浅层血管增生，血管周围可见散在淋巴细胞及嗜酸性粒细胞浸润；真皮网状层上部胶原纤维显著增生、肿胀。

◎ PAS染色：角质层内可见大量真菌孢子。

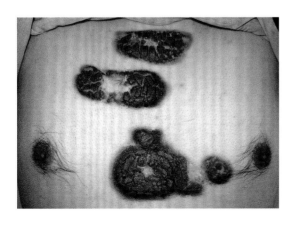

◀ 临床特征：胸部可见散在分布的淡红色或近肤色斑块，界限清楚，表面覆盖较厚脂溢性褐色痂

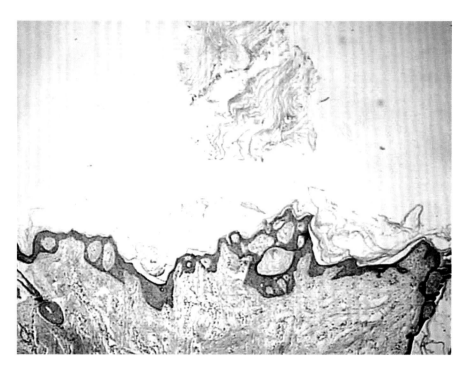

▲ 病理学特征：高度团块状角化过度，可见假性角囊肿，基底层黑素颗粒明显增多

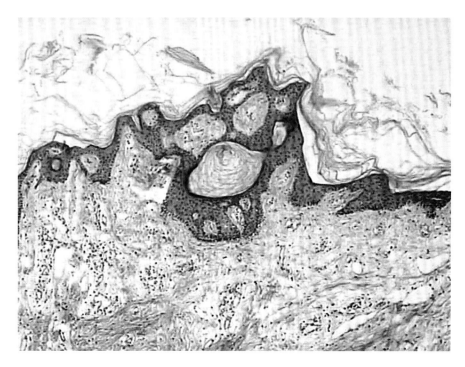

▲ 病理学特征：角化过度，可见假性角囊肿，基底层黑素颗粒明显增多

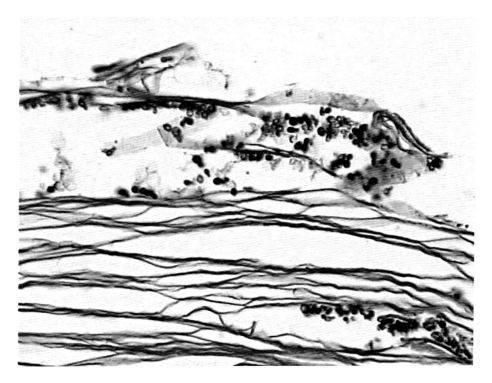

▲ 病理学特征：角质层内可见孢子样颗粒

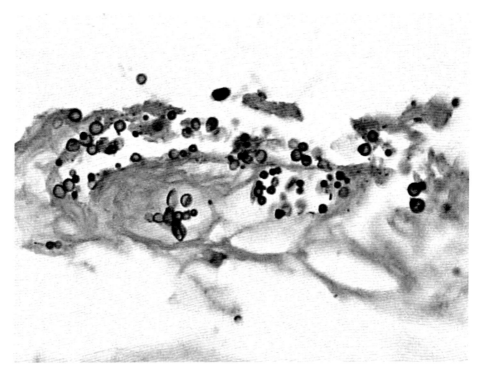

▲ PAS染色：角质层内可见大量真菌孢子

| 临床要点 |

► 皮肤垢着病是一种少见的皮肤病，可发生于外伤之后，亦可继发于瘢痕疙瘩。

► 可能与长期不清洗、马拉色菌感染、外伤、精神因素、内分泌紊乱有关。

► 多见于女性青少年。

► 好发部位为前额、面颊，也可累及乳晕、颈部等。

► 临床表现为多发性黑褐色丘疹、斑块，边界清楚，质硬，表面呈疣状油腻性痂，不易剥离。

► 组织病理学：表皮角化过度，角化物质形成团状，有时角质层内可见孢子。真皮浅层血管周围可见少量淋巴细胞浸润。

（东北国际医院皮肤科　杨晶露　张士发）

病例 **17** # 嗜酸性粒细胞性环状红斑
Eosinophilic annulare erythema

| 临床资料 |

◎ 患者，男性，41岁。

◎ 躯干、四肢红斑2年。

◎ 患者2年前无明显诱因于胸部、肩部出现红色丘疹，无自觉症状，逐渐向外扩大，呈环状分布。外院诊断"离心性环状红斑"。未规律治疗，皮疹可自行消退，随后反复发作，4个月前再次出现，较前加重，累及躯干及四肢。

◎ 既往患高血压，系统检查无异常。

◎ 皮肤科检查：躯干、四肢可见多个大小不一的环状、半环状红斑，边缘稍隆起，中央色素沉着。

◎ 实验室检查：无明显异常。

◎ 病理学检查：表皮大致正常。真皮全层血管及附属器周围可见大量淋巴细胞、嗜酸性粒细胞浸润。

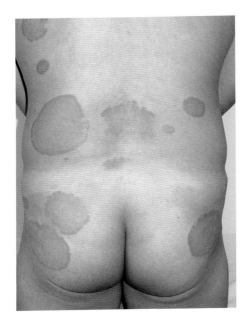

◀临床特征：躯干、四肢可见多个大小不一的环状、半环状红斑，边缘稍隆起，中央色素沉着

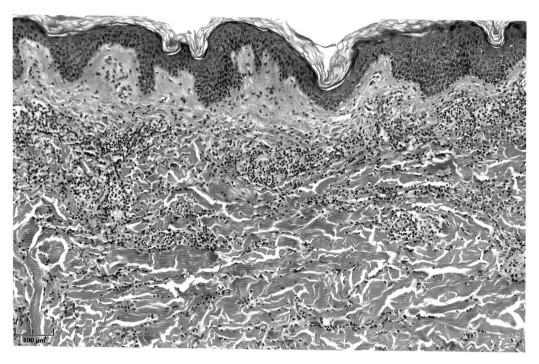

▲ 病理学特征：表皮大致正常。真皮全层血管及附属器周围可见大量淋巴细胞、嗜酸性粒细胞浸润

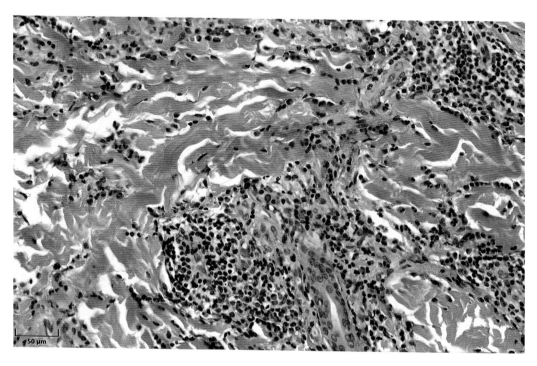

▲ 病理学特征：真皮全层血管及附属器周围可见大量淋巴细胞、嗜酸性粒细胞浸润

| 临床要点 |

► 嗜酸性粒细胞性环状红斑是以反复发作的环形红斑为特征表现的慢性、良性、复发性疾病。

► 多见于儿童，也可见于成人。

► 好发部位为躯干及四肢。

► 临床表现初为水肿性红斑，逐渐向外扩展，形成环状，边缘隆起，中央遗留色素沉着。

► 可伴瘙痒。

► 部分患者可伴有慢性胃炎、自身免疫性甲状腺疾病、慢性肾脏病、肾脏肿瘤、糖尿病等疾病。

► 组织病理学：真皮层可见大量嗜酸性粒细胞和淋巴细胞浸润，有时嗜酸性粒细胞浸润真皮全层，甚至达皮下脂肪组织，后期可见基底层色素增加。

► 临床上需要与离心性环状红斑鉴别。

（北京医院皮肤科　李子媛　常建民，
李子媛现供职于南方医科大学深圳医院皮肤科）

肢端坏死松解性红斑
Necrolytic acral erythema

| 临床资料 |

◎ 患者，女性，36岁。

◎ 双足背、踝部疣状红色斑块3年。

◎ 患者3年前无明显诱因足部出现红斑伴轻度渗出，皮损逐渐扩大、融合、增厚，时痛时痒，皮损不消退。

◎ 既往患2型糖尿病、肥胖症（BMI=40 kg/m^2）、高血压、亚临床甲状腺功能减退和脂肪肝。

◎ 皮肤科检查：足背可见对称性疣状增厚性暗红色斑块，边界清楚，形状不规则，表面角化结痂。部分趾甲增厚变形。

◎ 实验室检查：血清锌、尿锌降低；抗甲状腺过氧化物酶抗体、抗甲状腺球蛋白抗体升高。

◎ 病理学检查：表皮乳头瘤样增生，角化过度，角化不全，局部棘细胞层内可见角化不良细胞，真皮浅层血管扩张。

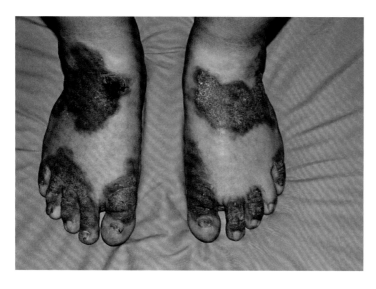

◀临床特征：足背可见对称性疣状增厚性暗红色斑块，边界清楚。部分趾甲增厚变形

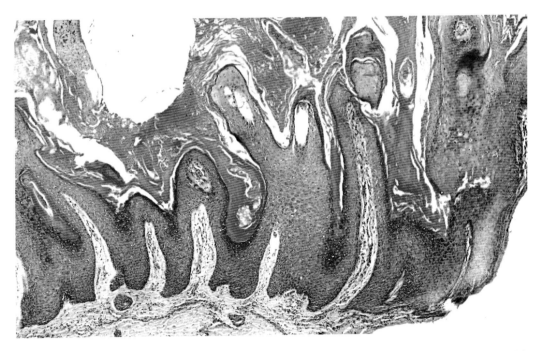

▲ 病理学特征：表皮乳头瘤样增生，角化过度，角化不全，真皮浅层血管周围少量炎症细胞浸润

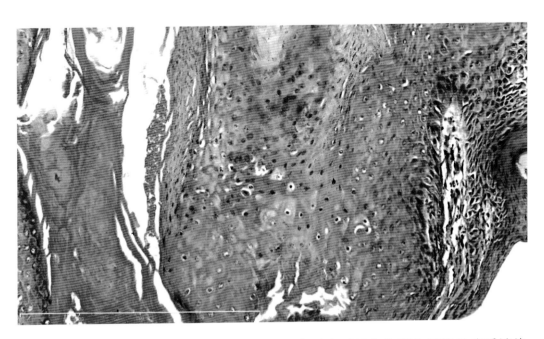

▲ 病理学特征：角化过度，角化不全，棘细胞层内可见角化不良细胞及胞质淡染细胞

| 临床要点 |

▶ 肢端坏死松解性红斑是一种少见的皮肤病，最初报道本病与丙型肝炎病毒（HCV）感染密切相关，后续一些报道与锌元素降低及代谢综合征也相关。

▶ 好发部位为手足。

▶ 临床表现为褐红色或棕红色斑块或疣状角化，可见红晕状边缘，边界清楚，可出现水疱和糜烂，皮损时轻时重，但不会完全消退。

▶ 伴烧灼感或瘙痒感。

▶ 组织病理学：角化过度，角化不全，表皮乳头瘤样或银屑病样增生，局部棘细胞层内可见角化不良细胞或海绵水肿形成，真皮浅层血管扩张。

▶ 本病常与系统性疾病相关，需进行肝炎病毒检测、锌离子等微量元素以及代谢相关的检查。

（中国医学科学院北京协和医院皮肤科 余晓玲 渠涛，

余晓玲现供职于南方医科大学皮肤病医院）

毛囊性银屑病
Follicular psoriasis

| 临床资料 |

◎ 患者，男性，27岁。

◎ 躯干、四肢皮疹伴痒3周。

◎ 患者发疹前3天出现咽痛、发热，未予治疗。3周前双下肢出现散在米粒大小红色丘疹，渐增多发展至躯干、双上肢，轻度瘙痒。1周前双小腿部分丘疹渐增大，上有鳞屑。

◎ 既往体健，否认不洁性接触史，系统检查无异常。

◎ 皮肤科检查：躯干、四肢可见散在或密集分布针尖至粟粒大小红色丘疹，对称分布，部分与毛囊相一致，表面无明显鳞屑；双小腿可见散在甲盖大小红色斑块，上覆少量鳞屑。

◎ 实验室检查：无明显异常。

◎ 病理学检查：角质层可见Munro微脓肿，棘层增厚，灶状海绵水肿，表皮突下延。部分真皮乳头可见毛细血管扩张，真皮浅层可见较多淋巴细胞浸润。

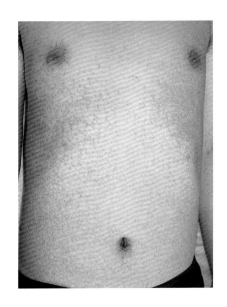

◀临床特征：胸腹部可见密集分布针尖至粟粒大小红色丘疹，对称分布，表面无明显鳞屑

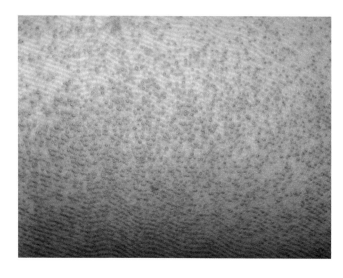

◀临床特征：躯干可见密集分布针尖至粟粒大小红色丘疹，部分与毛囊相一致

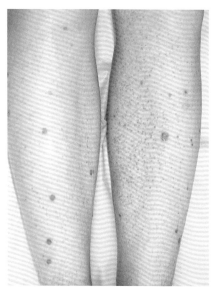

◀临床特征：双小腿可见针尖至粟粒大小红色丘疹，散在甲盖大小红色斑块，上覆少量鳞屑

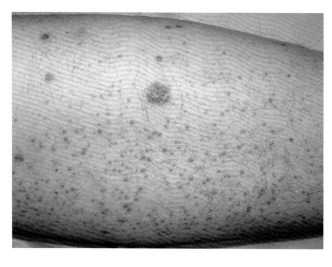

◀临床特征：左小腿可见针尖至粟粒大小红色丘疹，散在红色斑块，上有鳞屑

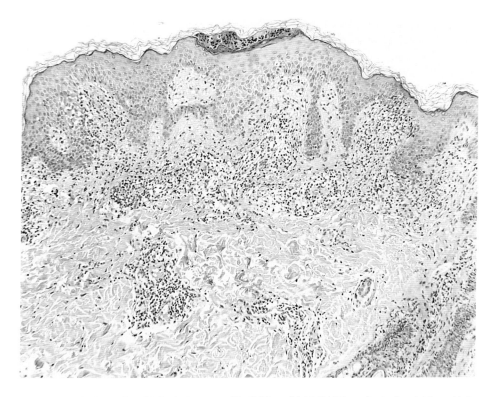

▲ 病理学特征：角质层可见Munro微脓肿，棘层增厚，表皮突下延。真皮浅层可见较多淋巴细胞浸润

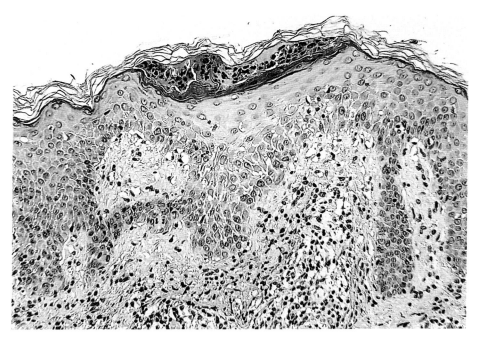

▲ 病理学特征：角质层可见Munro微脓肿，棘层增厚，灶状海绵水肿。部分真皮乳头可见毛细血管扩张，真皮浅层可见较多淋巴细胞浸润

| 临床要点 |

▶ 毛囊性银屑病是寻常型银屑病的一种亚型。

▶ 可在典型银屑病损害之后出现，也可在银屑病的初始阶段出现，并可能最终发展成经典的银屑病皮损。

▶ 多见于成人。

▶ 临床表现为与毛囊相一致的丘疹。急性毛囊性银屑病表现为单一的毛囊性丘疹，少数合并炎症明显的鳞屑性红色斑块；慢性毛囊性银屑病表现为角化过度的毛囊性丘疹，常合并甲损害、掌跖角化过度及静止期银屑病的典型皮损。

▶ 组织病理学：典型皮损毛囊口可出现角化过度伴角化不全，颗粒层消失，其中可有中性粒细胞聚集；急性毛囊性银屑病可见角质层内Munro微脓肿。

▶ 临床及病理上需要与毛发红糠疹鉴别。

（北京医院皮肤科　陈珊珊　常建民，
陈珊珊现供职于北京市垂杨柳医院皮肤科）

环状扁平苔藓
Lichen planus annularis

| 临床资料 |

◎ 患者，男性，29岁。

◎ 龟头反复皮疹20年，左臀部皮疹10年。

◎ 患者20年前无明显诱因龟头出现3个绿豆粒大小的扁平丘疹，皮疹缓慢增大增多，呈环状向外扩展，无明显自觉症状。多次外院就诊（诊疗不详），未见好转。部分皮疹可自行缓解。10年前左臀部出现红色环形皮疹，部分自行消退后遗留瘢痕，偶有瘙痒。

◎ 既往体健，系统检查无异常。

◎ 皮肤科检查：龟头散在约玉米粒大小的环形皮色斑块，中央稍凹陷，表面光滑；左臀部散在玉米粒至花生米大小的紫红色环状斑块，中央轻度萎缩，周边稍隆起，部分呈半环形萎缩。

◎ 实验室检查：真菌镜检（−）。

◎ 病理学检查：（龟头）表皮角化过度，颗粒层呈楔形增厚，棘层不规则增厚，基底细胞液化变性，真皮浅层可见淋巴细胞、组织细胞呈带状浸润，散在少许噬色素细胞。（左臀部）角化过度，颗粒层呈楔形增厚，棘层不规则增厚，基底细胞液化变性，表皮真皮交界处可见胶样小体，真皮浅层淋巴细胞呈带状浸润，散在少许噬色素细胞。

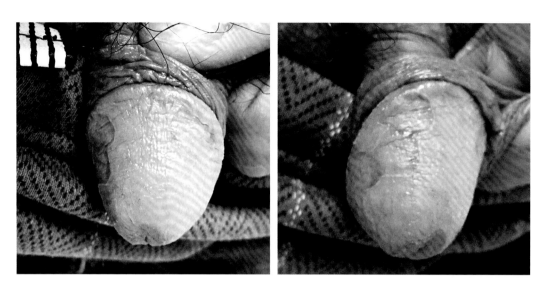

▲ 临床特征：龟头散在约玉米粒大小的环形皮色斑块，中央稍凹陷，表面光滑

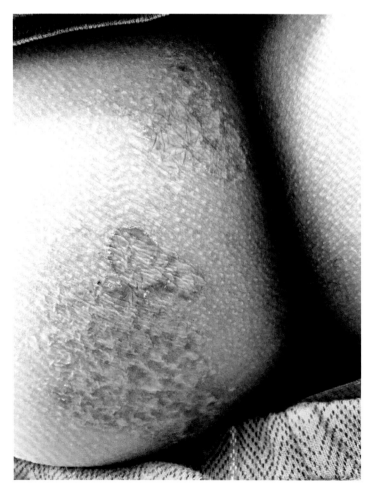

◄ 临床特征：左臀部散在玉米粒至花生米大小的紫红色环状斑块，中央轻度萎缩，周边稍隆起，部分呈半环形萎缩

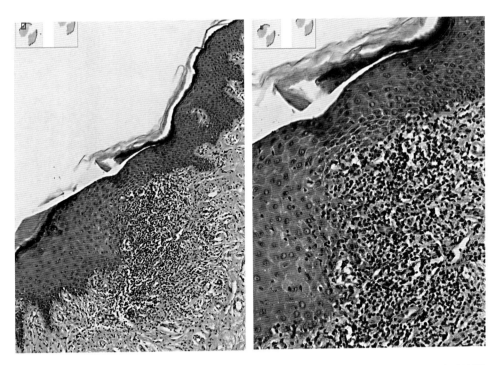

▲ 病理学特征:（龟头）表皮角化过度，颗粒层楔形增厚，棘层不规则增厚，基底细胞液化变性，真皮浅层可见淋巴细胞、组织细胞呈带状浸润，散在噬色素细胞

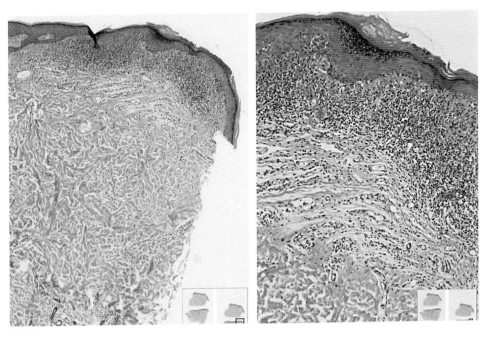

▲ 病理学特征:（左臀部）角化过度，颗粒层呈楔形增厚，棘层不规则增厚，基底细胞液化变性，表皮真皮交界处可见胶样小体，真皮浅层淋巴细胞呈带状浸润，散在少许噬色素细胞

｜ 临床要点 ｜

▶ 环状扁平苔藓相对少见，约占扁平苔藓的10%。

▶ 好发部位为龟头及阴茎，腋窝、腹股沟及四肢也可发生，躯干少见，偶见于颊黏膜。

▶ 临床表现为紫红色丘疹排列呈环状或离心性向外扩展的环状斑块，中央轻度萎缩，单发或多发，可自行消退，遗留色素沉着或萎缩性瘢痕。

▶ 常无自觉症状。

▶ 组织病理学：角化过度，颗粒层楔形增厚，棘层不规则增厚，基底层空泡状液化变性，真皮浅层淋巴细胞呈带状浸润。角质层一般表现为正角化过度，也可包含非常少的角化不全，特别是黏膜部位。陈旧性损害中细胞浸润减轻，淋巴细胞减少，而组织细胞及成纤维细胞相对增多。

▶ 临床上需要与环状肉芽肿、汗孔角化症及环状银屑病鉴别。

（临沂市人民医院皮肤科　陈洪晓）

线状光泽苔藓
Linear lichen nitidus

| **临床资料** |

◎ 患者，女性，23岁。

◎ 右前臂多发性丘疹15天。

◎ 患者15天前无明显诱因右前臂出现多个粟粒大小、肤色扁平丘疹，无自觉症状。此后皮损逐渐增多，泛发至整个右前臂，呈线状排列，自觉轻微瘙痒，自行外用中草药药膏无效，右前臂逐渐出现散在暗红色斑片。

◎ 既往体健，系统检查无异常。

◎ 皮肤科检查：右前臂散在暗红色斑片，可见条带状、群集分布、粟粒大小的肤色扁平丘疹，表面有光泽，互相不融合。

◎ 实验室检查：无明显异常。

◎ 病理学检查：角化过度伴灶状角化不全，灶状基底细胞液化变性，表皮下裂隙形成，裂隙上方表皮变薄。下方真皮乳头扩张，扩张的真皮乳头内淋巴细胞及组织细胞呈灶状浸润，浸润灶两侧的表皮突呈"抱球状"向内包绕。

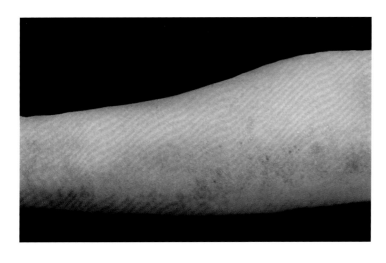

◄临床特征：右前臂可见散在暗红色斑片及条带状、群集性丘疹

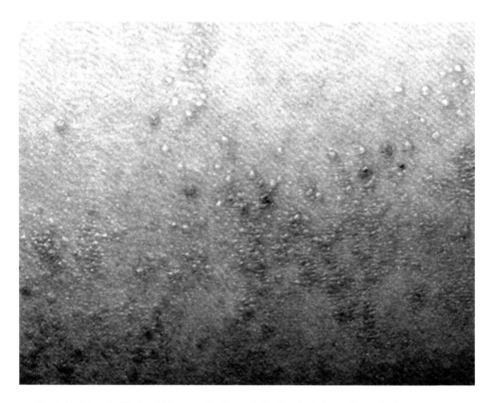

▲ 临床特征：右前臂可见粟粒大小、肤色扁平丘疹，表面有光泽，互相不融合

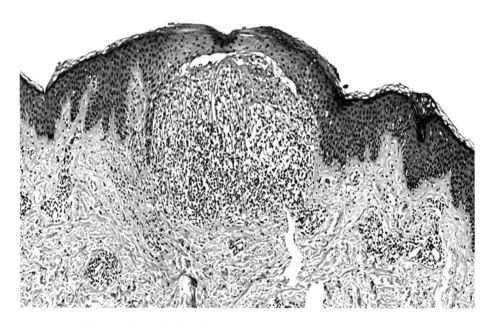

▲ 病理学特征：角化过度伴灶状角化不全，灶状基底细胞液化变性，表皮下裂隙形成，裂隙上方表皮变薄。下方真皮乳头扩张，扩张的真皮乳头内淋巴细胞及组织细胞呈灶状浸润，浸润灶两侧的表皮突呈"抱球状"向内包绕

┃ 临床要点 ┃

► 光泽苔藓是一种慢性炎症性丘疹性皮肤病。

► 目前报道的类型包括线状型、泛发型、光线型、水疱型、出血型、紫癜型、穿通型、角皮病型及小棘状毛囊型等。

► 多见于儿童及青少年。

► 好发部位为外生殖器、前臂、胸腹部及大腿内侧，罕见部位为黏膜、掌跖和甲。

► 临床表现为直径1～2 mm、带有光泽的圆形或平顶状丘疹，多呈肤色，分散或簇集分布，不融合；线状光泽苔藓临床表现为上述皮损沿Blaschko线分布。

► 常无自觉症状，偶尔有瘙痒。

► 组织病理学：淋巴细胞及组织细胞于真皮乳头处局限性浸润，有时可见多核巨细胞，两侧表皮突向下延伸呈"抱球状"环抱着浸润灶；浸润灶上方可见角化不全、表皮变薄和基底细胞液化变性。

► 临床上需要与其他沿Blaschko线分布的疾病鉴别，如线状苔藓、线状扁平苔藓及成人Blaschko皮炎等。

（中国中医科学院广安门医院皮肤科　孟晓　张晓红）

颞动脉炎
Temporal arteritis

| 临床资料 |

◎ 患者，女性，66岁。

◎ 双侧颞部、顶部红肿、疼痛伴发热、乏力1个月余。

◎ 患者1个月余前无明显诱因双侧颞部及顶部头皮出现红肿、疼痛，伴发热、全身乏力及肌肉疼痛，体温最高38.7 ℃。曾于外院予泼尼松10 mg/d治疗10日，疼痛缓解，体温恢复正常。

◎ 既往患高血压、冠心病，系统检查无异常。

◎ 皮肤科检查：双侧颞部可见浅表血管呈条索状突起，触之较硬，轻压痛，脉搏微弱，周围皮肤外观正常。

◎ 实验室检查：红细胞沉降率加快，余无明显异常。

◎ 病理学检查：皮下组织深部见一中等大小血管，内膜显著增厚，明显嗜碱性变，血管壁可见以淋巴细胞、组织细胞为主的炎症细胞浸润，可见多核巨细胞。

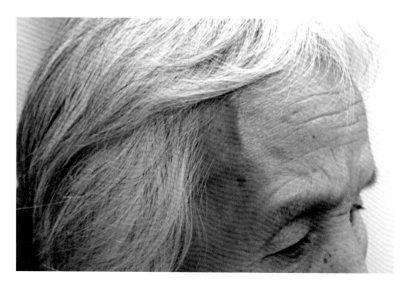

◀ 临床特征：右颞部可见一质硬的条索状物

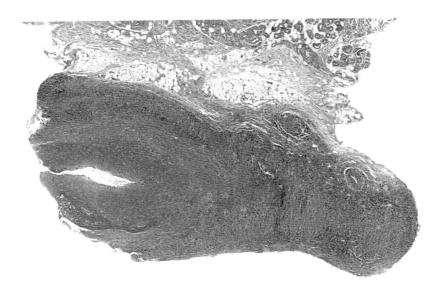

◀病理学特征：
皮下组织深部
见一中等大小
血管，内膜显
著增厚，明显
嗜碱性变

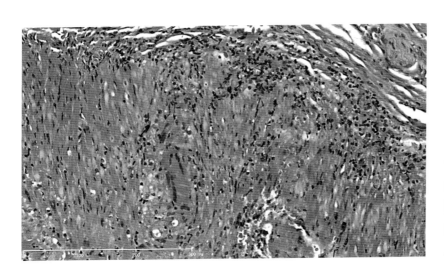

◀病理学特征：
血管壁可见淋
巴细胞、组织
细胞浸润，可
见多核巨细胞

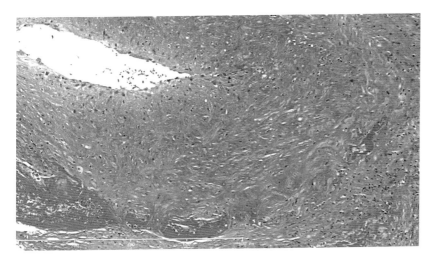

◀病理学特征：
血管内膜显著
增厚，明显嗜
碱性变

| 临床要点 |

▶ 巨细胞动脉炎（giant cell arteritis）可发生于任何中等大动脉和大动脉，累及颞动脉者称为颞动脉炎。

▶ 多见于老年人，女性稍多于男性。

▶ 临床表现为颞动脉区皮肤红肿、疼痛，可触及条索状或结节状血管，脉搏减弱或消失，局部头皮可发生坏死。

▶ 可伴全身症状如发热、乏力、关节痛、肌肉痛等，也可伴其他动脉供血不足症状。

▶ 组织病理学：肉芽肿性血管炎，可累及部分或全层血管，伴淋巴细胞、组织细胞、浆细胞和数量不等的多核巨细胞浸润，有时可见嗜酸性粒细胞和中性粒细胞。

▶ 临床上早期皮损需要与带状疱疹鉴别。

（空军军医大学西京皮肤医院　廖文俊）

持久性隆起性红斑
Erythema elevatum diutinum

| 临床资料 |

◎ 患者，女性，23岁。

◎ 关节伸侧多发结节伴轻度疼痛5个月余。

◎ 患者5个月余前无明显诱因多处关节伸侧出现多发结节，初无自觉症状，此后逐渐出现疼痛。口服头孢克洛，外用莫匹罗星软膏，效果不佳。无发热、关节痛等全身症状。

◎ 既往体健，系统检查无异常。

◎ 皮肤科检查：指间关节、肘关节、膝关节伸侧可见多发黄豆大小紫红色结节，部分表面破溃、结痂，无渗出，口腔黏膜（－）。

◎ 实验室检查：无明显异常。

◎ 病理学检查：表皮浆痂形成。真皮全层血管内皮细胞肿胀，血管壁可见纤维素样坏死，血管周围中性粒细胞为主浸润，伴淋巴细胞及散在嗜酸性粒细胞，可见核尘及红细胞外溢。

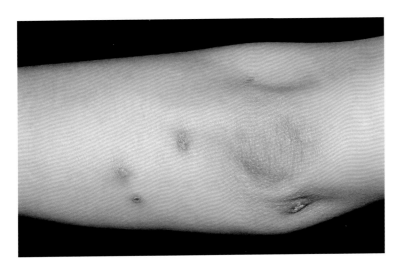

◀ 临床特征：肘关节伸侧可见多发黄豆大小紫红色结节，部分表面破溃、结痂

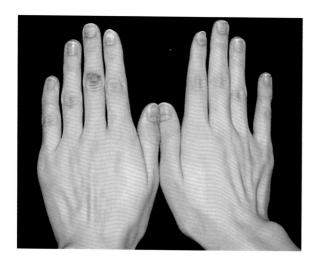

◀临床特征：指间关节伸侧可见黄豆大小紫红色结节

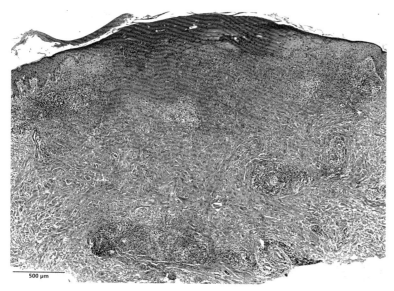

◀病理学特征：表皮浆痂形成。真皮全层血管周围中性粒细胞为主浸润，伴淋巴细胞及散在嗜酸性粒细胞

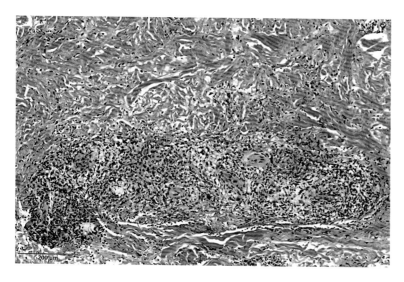

◀病理学特征：真皮内血管内皮细胞肿胀，血管壁可见纤维素样坏死，血管周围中性粒细胞为主浸润，伴淋巴细胞及散在嗜酸性粒细胞，可见核尘及红细胞外溢

| 临床要点 |

▶ 持久性隆起性红斑为白细胞碎裂性血管炎。

▶ 病因不明，可与多种系统性疾病伴发，如感染（链球菌、HIV、梅毒等）、血液系统疾病（单克隆丙种球蛋白病等）、自身免疫性疾病（炎性肠病、复发性多软骨炎、系统性红斑狼疮和类风湿性关节炎）。

▶ 多见于成人。

▶ 好发部位为四肢伸侧，尤其是手足、肘膝关节伸侧。

▶ 临床表现为紫红色至棕红色丘疹、结节、斑块，可有紫癜性损害。

▶ 可伴疼痛或瘙痒，亦可无自觉症状。

▶ 部分患者可伴有皮肤外症状，如关节痛或眼部症状（如边缘性角膜炎、结节性巩膜炎、全葡萄膜炎等）。

▶ 组织病理学：早期表现为白细胞碎裂性血管炎，晚期可见真皮纤维化。

（北京医院皮肤科　陈玉迪　常建民）

病例 24 斑状淋巴细胞性动脉炎
Macular lymphocytic arteritis

| **临床资料** |

◎ 患者，女性，47岁。

◎ 四肢暗红斑4个月。

◎ 患者4个月前无明显诱因四肢出现暗红斑，无自觉症状，压之不褪色，与环境温度及体位变化无关，无全身不适。

◎ 既往患高血压病，系统检查无异常。

◎ 皮肤科检查：四肢可见对称性暗红斑，部分似网状青斑，压之不褪色，无压痛，无破溃，未触及皮下结节。

◎ 实验室检查：无明显异常。

◎ 病理学检查：角质层呈网篮状。真皮浅层血管周围可见淋巴细胞浸润，真皮深层可见一肌性血管管腔闭塞，内膜纤维素样坏死，血管壁可见淋巴细胞浸润；弹力纤维染色证实为动脉。

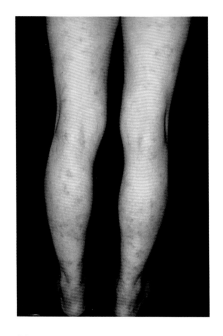

◀ 临床特征：双下肢可见对称性散在分布的暗红斑

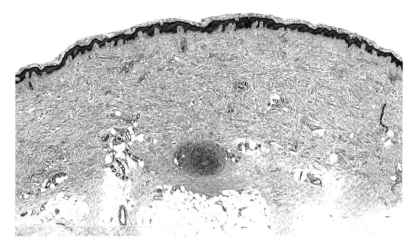

◀病理学特征：病变血管位于真皮深层

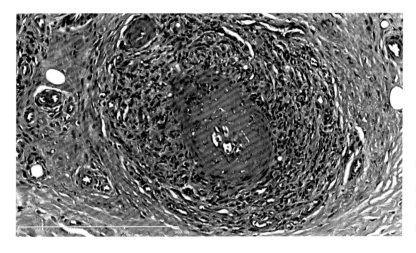

◀病理学特征：血管内膜纤维素样坏死，管腔闭塞，血管壁可见淋巴细胞浸润

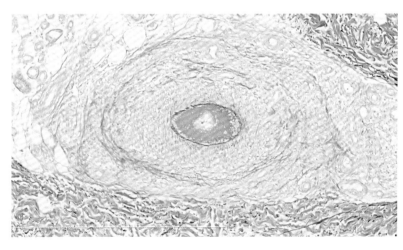

◀病理学特征：弹力纤维染色显示受累血管为动脉

| 临床要点 |

▶ 斑状淋巴细胞性动脉炎又名淋巴细胞性血栓性动脉炎（lymphocytic thrombophilic arteritis）。

▶ 与结节性多动脉炎可能为谱系疾病，或为后者的亚急性期或修复期。

▶ 多见于中年女性。

▶ 好发部位为双下肢，也可见于双上肢。

▶ 临床表现为色素沉着斑、暗红斑或苍白斑，呈圆形或网状模式。

▶ 一般不伴全身症状及系统损害，慢性惰性病程。

▶ 组织病理学：主要累及细动脉或小动脉，血管腔内血栓形成，内膜纤维素样坏死，伴淋巴细胞浸润。

▶ 临床及病理上需要与其他网状青斑及皮肤肌性血管炎鉴别。

（空军军医大学西京皮肤医院　廖文俊）

钙化防御
Calciphylaxis

| 临床资料 |

◎ 患者，女性，45岁。

◎ 双下肢暗红斑及结节伴疼痛6个月。

◎ 患者6个月前无明显诱因双侧大腿伸侧出现暗红斑及结节，约鹌鹑蛋大小，伴剧烈疼痛，行走困难，病情反复。2个月前双大腿近腹股沟处出现新发暗红色斑块及结节，疼痛加重，不能行走。

◎ 既往6年前因"面部水肿"就诊于外院，考虑膜增生性肾小球肾炎。

◎ 皮肤科检查：双侧大腿伸侧可见片状萎缩性紫罗兰色网状青斑，15 cm×3 cm大小，对称分布，红斑中央可见溃疡、结痂及色素沉着，周边散在分布数个黄豆至鸽蛋大小溃疡；左大腿伸侧可扪及一鸽蛋大小皮下结节，触痛明显。

◎ 实验室检查：尿蛋白定性（++），尿蛋白/尿肌酐升高；24 h尿蛋白浓度、24 h尿蛋白定量升高；血肌酐、血磷升高，肾小球滤过率26 ml/min；血降钙素原升高。

◎ 病理学检查：真皮层及脂肪层可见少许增生的血管，脂肪层深部可见血管钙化，小动脉中膜可见蓝紫色团块状颗粒沉积。

◎ 钙染色（Von Kossa染色）：可见钙化的血管呈黑色颗粒。

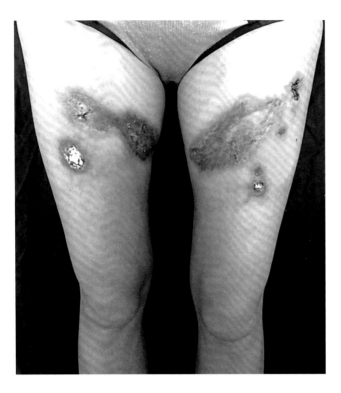

◀临床特征：双侧大腿伸侧可见片状萎缩性紫罗兰色网状青斑，对称分布，红斑中央可见溃疡、结痂及色素沉着，周边散在分布数个溃疡

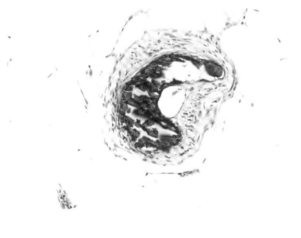

◀病理学特征：真皮层及脂肪层可见少许增生的血管，脂肪层深部可见血管钙化，小动脉中膜可见蓝紫色团块状颗粒沉积

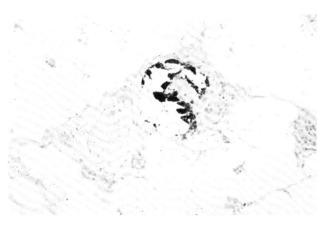

◀Von Kossa染色：可见钙化的血管呈黑色颗粒

｜ 临床要点 ｜

► 钙化防御是一种以系统性小动脉钙化和组织缺血坏死为特征的血管性疾病。

► 多见于慢性透析的终末期肾病患者，其他危险因素包括女性、肥胖、糖尿病、电解质和白蛋白异常、甲状旁腺功能亢进及甲状旁腺激素过度抑制等。

► 好发部位为具有丰富脂肪组织或受创伤的区域。

► 临床表现早期为界限不清、常呈对称分布的红斑或网状紫癜，随着缺血和坏死的进展，红斑和丘疹融合成片，若出现大疱提示将发生皮肤组织坏死，且伴有黑色皮革样焦痂的溃疡产生。

► 伴疼痛。

► 组织病理学：主要表现为皮下脂肪小血管钙化、血栓形成和（或）缺血性改变。

► Von Kossa染色和茜素红染色可以显示微小血管的钙化改变。

► 临床上需要与华法林诱发的皮肤坏死、坏疽性脓皮病及青斑样血管病鉴别。

（福建医科大学附属第一医院皮肤科　林敏　纪超）

病例 **26**

增生型天疱疮
Pemphigus vegetans

| 临床资料 |

◎ 患者，女性，39岁。

◎ 全身皮疹伴痒痛3个月，口腔溃疡1周。

◎ 患者3个月前无明显诱因面部、躯干、四肢、外阴出现红斑、水疱、糜烂，伴瘙痒及疼痛，1个月前双侧腋下及腹股沟皮损形成黑褐色斑块，1周前口腔出现多发溃疡、糜烂。

◎ 既往体健，系统检查无异常。

◎ 皮肤科检查：全身可见大小不一的红斑、水疱、糜烂，水疱疱液清亮，尼氏征阳性。双侧腋下及外阴皮损为甚，其上覆盖黑褐色隆起性斑块，表面潮湿，基底较红。口腔内壁可见较大面积糜烂面。

◎ 实验室检查：白细胞计数、嗜酸性粒细胞计数、C反应蛋白（CRP）升高。

◎ 病理学检查：表皮肥厚，棘层增生，表皮内水疱破溃，水疱位于基底层上，可见棘层松解，表皮内可见嗜酸性微脓肿及中性粒细胞微脓肿。真皮浅层可见致密混合炎症细胞浸润，以嗜酸性粒细胞、淋巴细胞、中性粒细胞为主。

◎ 直接免疫荧光：棘细胞间IgG和C3呈网状沉积。

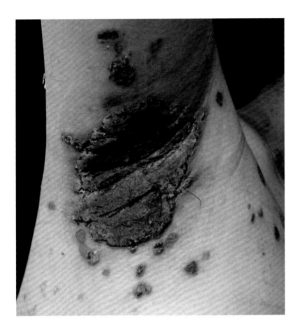

◀临床特征：腋下可见糜烂面上覆盖黑褐色隆起性斑块，表面潮湿，基底较红，周围可见散在红斑、水疱、糜烂

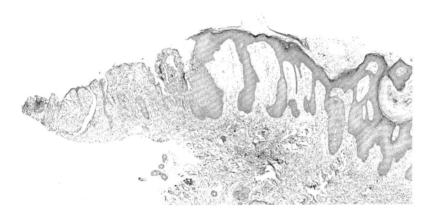

◀病理学特征：棘层肥厚，表皮内水疱破溃，水疱位于基底层上部，可见棘层松解。真皮乳头水肿，真皮浅层可见致密混合炎症细胞浸润

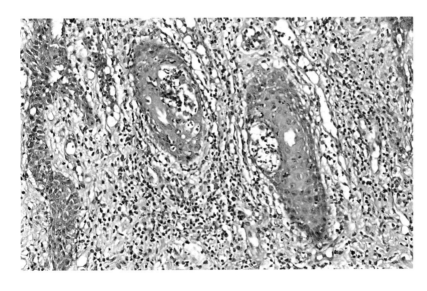

◀病理学特征：表皮内可见嗜酸性微脓肿、中性粒细胞微脓肿，真皮浅层可见致密混合炎症细胞浸润

| 临床要点 |

▶ 增生型天疱疮是天疱疮的一个少见类型。

▶ 多见于中老年人。

▶ 好发部位为间擦部位，如腋下、腹股沟等，常侵犯口腔、生殖器黏膜。

▶ 临床表现以糜烂、增殖性损害为主，皮损多样，可有红斑、水疱、脓疱、糜烂、渗出、结痂等，尼氏征阳性。

▶ 无明显自觉症状。

▶ 组织病理学：表皮棘层肥厚，基底层上方棘层松解，可有水疱形成，表皮内可见嗜酸性微脓肿。真皮浅层可见致密混合炎症细胞浸润。

▶ 直接免疫荧光：可见IgG、C3在表皮细胞间沉积。

▶ 间接免疫荧光：可检测到抗Dsg1、Dsg3抗体。

▶ 临床及病理上需要与大疱性类天疱疮、家族性慢性良性天疱疮鉴别。

（重庆医科大学附属第一医院皮肤科　叶茜　方圣）

病例 27

痒疹型营养不良型大疱性表皮松解症
Dystrophic epidermolysis bullosa pruriginosa

| 临床资料 |

◎ 患者，女性，26岁。

◎ 四肢及下背部皮疹伴剧烈瘙痒20年。

◎ 患者20年前无明显诱因四肢及下背部出现丘疹、水疱、结节，反复发作，伴剧烈瘙痒。

◎ 既往体健，否认家族史，系统检查无异常。

◎ 皮肤科检查：四肢及下背部可见密集分布的紫红色丘疹、结节及肥厚性斑块，表面可见抓痕、结痂，伴苔藓样变，可见黄白色实性小丘疹。

◎ 实验室检查：嗜酸性粒细胞计数偏高，基因检测提示COL7A1基因突变。

◎ 病理学检查：角化过度，棘层增生，皮突消失，表皮下水疱形成。真皮浅层少量炎症细胞浸润，真皮胶原纤维和血管增生，真皮浅层可见表皮样囊肿。

◎ 直接免疫荧光（－）。

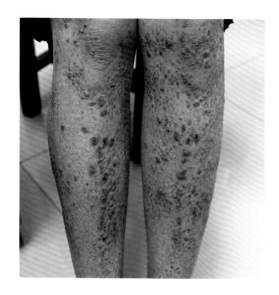

◄临床特征：双下肢可见密集分布的紫红色丘疹、结节及肥厚性斑块，部分表面可见抓痕、结痂，伴苔藓样变

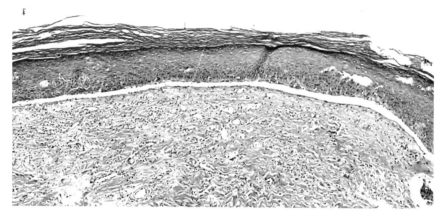

▲病理学特征：表皮下水疱形成，真皮浅层可见少量炎症细胞浸润，伴胶原束增粗、肿胀

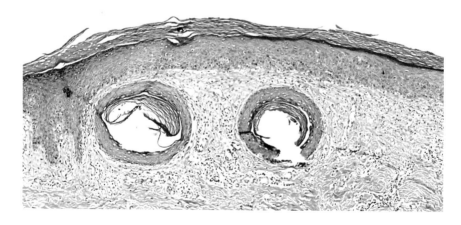

▲病理学特征：表皮角化过度。真皮胶原纤维和血管增生，真皮浅层可见表皮样囊肿

| 临床要点 |

► 痒疹型营养不良型大疱性表皮松解症是显性营养不良型大疱性表皮松解症的一个类型，由*COL7A1*基因突变引起。

► 好发部位为四肢伸侧。

► 临床表现为水疱、粟丘疹、甲营养不良和丘疹样损害基础上的紫色痒疹样结节。

► 伴剧烈瘙痒。

► 轻微外伤或搔抓等刺激易出现水疱、糜烂。

► 组织病理学：角化过度，棘层轻度肥厚，表皮下裂隙或水疱形成。真皮炎症细胞较少或缺如，胶原纤维和血管增生，可见小的表皮样囊肿。

► 直接免疫荧光（－）。

► 基因检测可明确诊断。

► 临床上需要与胫前型营养不良型大疱性表皮松解症、结节性痒疹及结节性类天疱疮鉴别。

（重庆医科大学附属第一医院皮肤科　贾蒙　方圣）

病例 28 生殖器丘疹样棘层松解性角化不良
Genital papular acantholytic dyskeratosis

| 临床资料 |

◎ 患者，女性，22岁。

◎ 肛周丘疹伴瘙痒5个月余。

◎ 患者5个月余前发现肛周出现粟粒大小的丘疹，伴轻度瘙痒，未诊治，皮损持续存在，无明显变化。

◎ 既往体健，无家族史，系统检查无特殊。

◎ 皮肤科检查：肛周可见簇集分布的灰白色、淡粉色粟粒大小的圆顶丘疹，部分融合呈疣状斑块，质稍硬；指/趾甲无异常。

◎ 实验室检查：TPPA、TRUST（－），HIV（－），醋酸白试验（－）。

◎ 病理学检查：表皮棘层松解，可见大量角化不良细胞（圆体、谷粒）。真皮浅层血管周围可见致密淋巴细胞浸润。

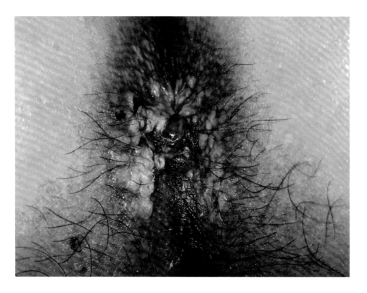

◀临床特征：肛周可见簇集分布的灰白色、淡粉色粟粒大小的圆顶丘疹，部分融合呈疣状斑块

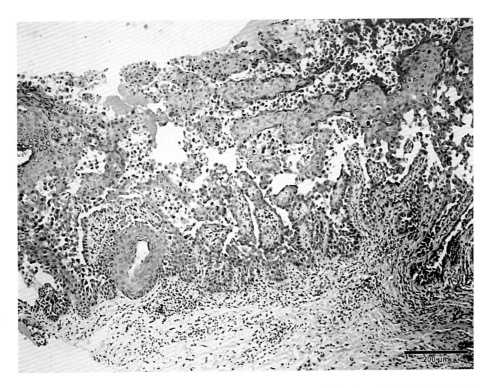

▲ 病理学特征：表皮棘层松解，可见大量角化不良细胞。真皮浅层血管周围致密淋巴细胞浸润

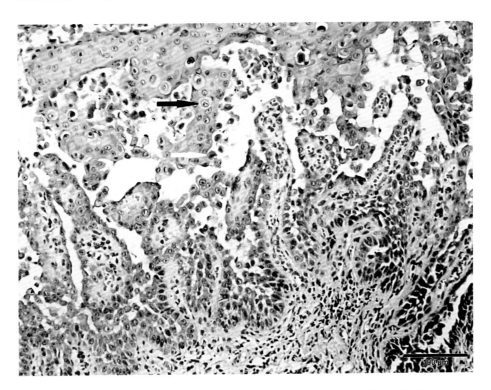

▲ 病理学特征：表皮棘层松解，可见圆体（黑箭头）、谷粒（黄箭头）

| 临床要点 |

▶ 生殖器丘疹性棘层松解性角化不良又名生殖器丘疹样棘层松解性皮病。

▶ 多见于中青年女性。

▶ 好发部位为肛周生殖器部位，也可见于大腿、前胸等。

▶ 临床表现多为白色单发或簇集性坚实丘疹，部分融合成斑块。

▶ 可伴瘙痒、疼痛或烧灼感。

▶ 组织病理学：表皮棘层松解，可见大量角化不良细胞（圆体及谷粒）。

▶ 直接免疫荧光（-）。

▶ 临床上需要与尖锐湿疣、增生型天疱疮及大汗腺痒疹鉴别；病理上需要与其他伴角化不良性棘层松解性皮病如Darier病、Grover病及Hailey-Hailey病鉴别。

（重庆医科大学附属第三医院　江夏　朱堂友）

病例 29

暂时性棘层松解性皮病（Grover 病）
Transient acantholytic dermatosis (Grover's disease)

| 临床资料 |

◎ 患者，女性，67岁。

◎ 躯干红色丘疹伴瘙痒1个月。

◎ 患者1个月前无明显诱因前胸出现红色丘疹，部分顶端有水疱，伴瘙痒，皮损逐渐增多。

◎ 既往患帕金森病，系统检查无异常。

◎ 皮肤科检查：前胸及双侧腋下可见多发红色丘疹、丘疱疹，可见小糜烂面及痂屑。

◎ 实验室检查：抗BP180抗体、抗BP230抗体、抗Dsg1抗体、抗Dsg3抗体均（-）。

◎ 病理学检查：表皮局灶性棘层松解，裂隙内可见棘层松解细胞，伴轻度海绵水肿。真皮浅层单一核细胞浸润。

◎ 直接免疫荧光：IgG、IgM、IgA、C3均（-）。

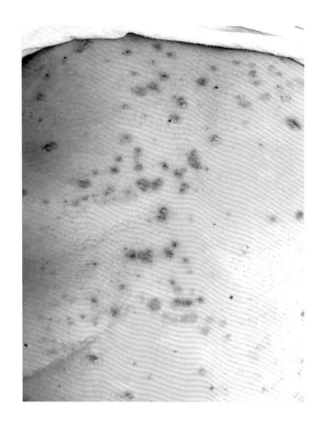

◀临床特征：前胸可见多发散在红色丘疹、丘疱疹，部分水疱破溃、结痂，部分表面有痂屑

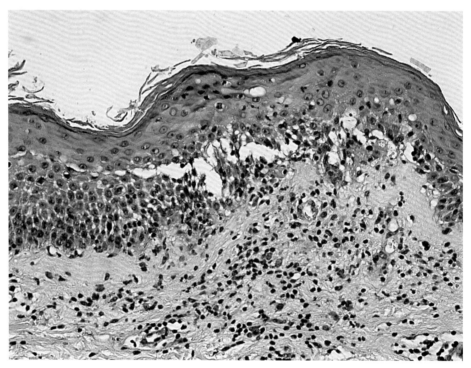

▲ 病理学特征：表皮局灶性棘层松解，表皮内裂隙中可见棘层松解细胞，伴轻度海绵水肿。真皮浅层单一核炎症细胞浸润

| 临床要点 |

▶ 暂时性棘层松解性皮病又称Grover病，为获得性瘙痒性丘疹水疱性棘层松解性皮病。

▶ 病因不明，诱发因素包括大量出汗、日晒、电离辐射、透析、长期卧床及药物等。

▶ 多见于中老年男性。

▶ 好发部位为躯干，也可累及四肢。

▶ 临床表现多为红色丘疹、丘疱疹或角化性丘疹，也可出现大疱及类似银屑病样表现。

▶ 伴剧烈瘙痒。

▶ 病程差异大，部分可几周内自行消退，部分可持续数月。

▶ 组织病理学：主要特征为棘层松解现象，病理改变可分5型：Darier病样型、Hailey-Hailey病样型、寻常型天疱疮样型、落叶型天疱疮样型及海绵水肿型。上述几种病理改变可单独或同时发生。

▶ 直接免疫荧光和间接免疫荧光均（－）。

▶ 病理上需要与其他棘层松解性皮肤病鉴别。

（中日友好医院皮肤科　王英　郑占才）

病例 30 D-青霉胺诱导性匐行性穿通性弹性纤维病

D-penicillamine induced elastosis perforans serpiginosa

| 临床资料 |

◎ 患者，男性，32岁。

◎ 颈部皮疹伴轻痒2年。

◎ 患者2年前无明显诱因颈后部出现单个米粒大小丘疹，轻痒，自述挤压后有少许黄色分泌物，少数皮疹能消退，之后丘疹不断增多，逐渐向颈前蔓延。

◎ 既往史：16年前诊断"肝豆状核变性"，长期服用D-青霉胺；肝硬化病史8年，6年前因"胆结石"行胆囊切除术。

◎ 家族中无类似疾病史。

◎ 皮肤科检查：颈部可见多发性芝麻至米粒大小红色角化性丘疹，质地中等，散在或排列呈环状、匐行状、地图状及各种不规则形状，部分皮损沿抓痕形成条索状；环形皮损中央可见轻度萎缩和色素沉着，外周为红色丘疹。

◎ 实验室检查：真菌镜检及培养（-）。

◎ 病理学检查：表皮小灶状破溃伴坏死，真皮浅层血管周围可见小片状淋巴细胞浸润。

◎ 弹力纤维染色：真皮浅层弹力纤维增多、变性，变性的弹力纤维穿过表皮排入坏死灶区域。

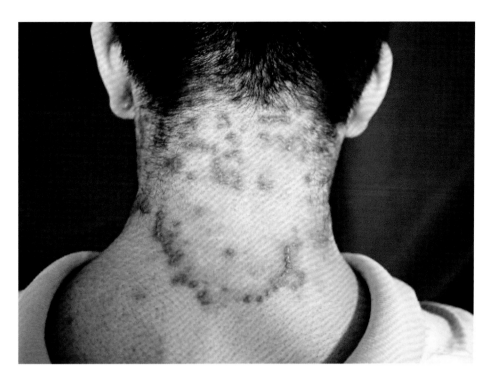

▲ 临床特征：颈后部可见多发性芝麻至米粒大小红色角化性丘疹，质地中等，排列呈环状、匍行状及地图状；环形皮损中央可见轻度萎缩和色素沉着，外周为红色丘疹

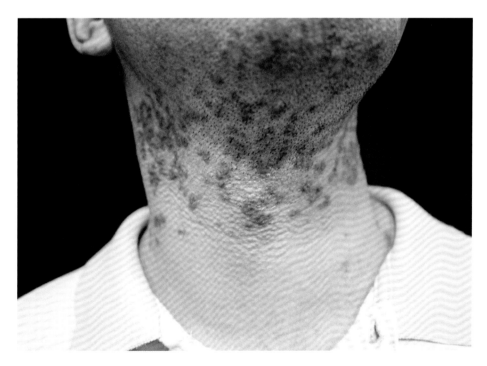

▲ 临床特征：颈前部可见多发性芝麻至米粒大小红色角化性丘疹

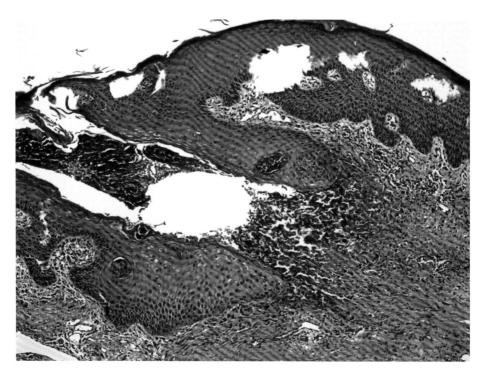

▲ 病理学特征：表皮小灶状破溃伴坏死，真皮浅层血管周围可见小片状淋巴细胞浸润

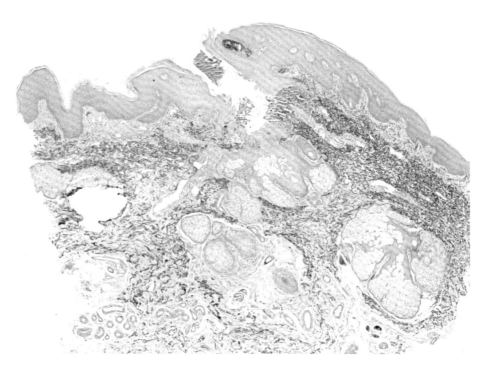

▲ 弹力纤维染色：真皮浅层弹力纤维增多、变性，变性的弹力纤维穿过表皮排入坏死灶区域

|　临床要点　|

▶ 匐行性穿通性弹性纤维病（EPS）由Lutz于1953年首次报道。

▶ 病因不明，常由摩擦引起，以经表皮排出异常的弹性组织为特征。

▶ 多见于青年男性，男女之比约为4∶1，最常见于11～20岁。

▶ 好发部位为颈部两侧，其次为上肢、面部、下肢和躯干。

▶ 临床表现为肤色或淡红色角化性丘疹，直径2～5 mm，上覆黏着性角栓，剥除后出血，排列呈弧状、环状、匐行状或不规则形状。

▶ 自觉症状不明显或轻度瘙痒。

▶ 临床上可分为以下 3 型：

　1）特发性EPS：占65%，可能与遗传素质有关，显性遗传或隐性遗传。

　2）反应性EPS：占25%～30%，常与遗传性、系统性或纤维组织变性疾病相伴，如Down综合征等，常与其他经典穿通性疾病并发，少数也可继发于某些内分泌或代谢性疾病。

　3）药物诱发性EPS：如长期服用青霉胺可诱发。

▶ 组织病理学：真皮浅层尤其是乳头层弹力纤维增多、变性，经表皮穿通排出；表皮有多个开口，并有角栓，穿通通道两侧的表皮棘层增厚，穿通通道及角质层均可见弹力纤维。

▶ 弹力纤维染色：真皮内弹力纤维数量增加，纤维比正常粗，经表皮排出。

（复旦大学附属华山医院皮肤科　王朵勤　陈连军）

弹性纤维假黄瘤
Pseudoxanthoma elasticum

| 临床资料 |

◎ 患者，女性，22岁。

◎ 颈部及躯干皮疹伴皮肤松弛3年。

◎ 患者3年前无明显诱因颈部、上臂、腰腹部及四肢关节伸侧出现散在肤色结节，无自觉症状，此后皮疹部位逐渐出现皮肤松弛。

◎ 父母系近亲结婚，家族中无类似病史。

◎ 既往体健，系统检查无异常。

◎ 皮肤科检查：颈部、上臂、腰腹部及四肢关节伸侧皮肤明显松弛；颈部皮肤粗糙，轻度橘皮样改变；腰腹部皮肤凹凸不平，可见黄豆至指腹大小肤色结节及斑块。

◎ 眼底检查：原发性视网膜色素变性。

◎ 实验室检查：无明显异常。

◎ 病理学检查：（腰腹部）表皮大致正常。真皮上部可见断裂卷曲的弹性纤维，散在小片状钙化灶，真皮浅层血管周围可见少量炎症细胞浸润。

◎ 弹性纤维染色：可见断裂卷曲的弹性纤维。

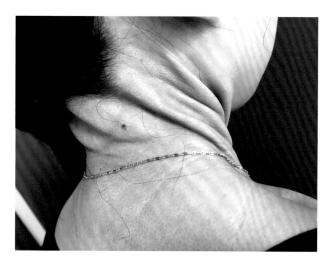

◀临床特征：颈部皮肤明显松弛，轻度橘皮样改变

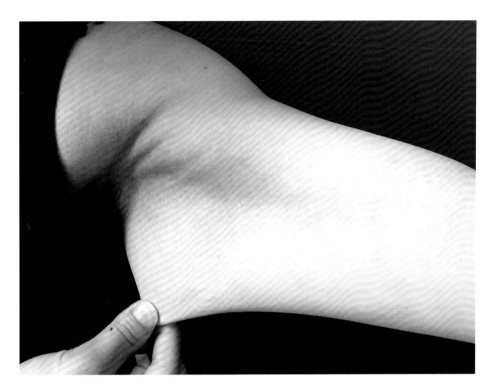

▲ 临床特征：上臂皮肤明显松弛

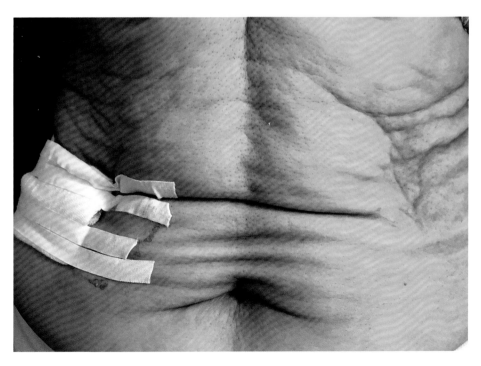

▲ 临床特征：腰腹部皮肤明显松弛，可见黄豆至指腹大小肤色结节、斑块

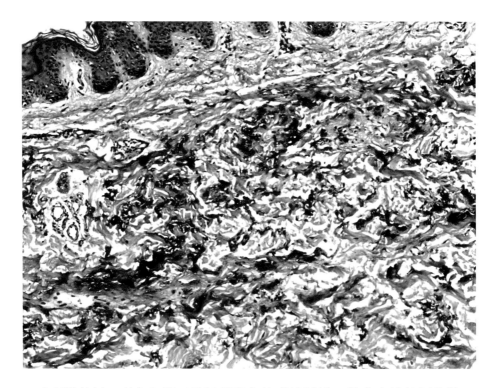

▲ 病理学特征：真皮上部可见断裂卷曲的弹性纤维，散在小片状钙化灶

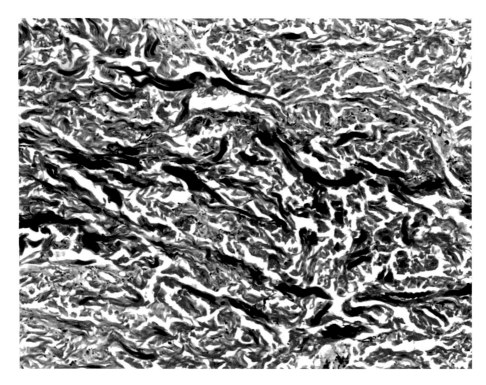

▲ 弹性纤维染色：可见断裂卷曲的弹性纤维

｜　临床要点　｜

▶ 弹性纤维假黄瘤是一种先天遗传性疾病，与染色体16p13.11上的*ABCC6*基因突变有关。

▶ 可侵犯人体的多个器官和系统，以皮肤、眼和心血管系统最为常见。

▶ 皮肤表现为颈部、腋下和其他皱褶部位出现集簇的黄色丘疹，无自觉症状，后期由于真皮弹性纤维变性导致皮肤松弛。

▶ 其他系统受累可出现眼底血管样纹和视网膜出血、胃肠道出血、脉搏减弱和下肢间歇性跛行。

▶ 组织病理学：特征性改变为真皮弹性纤维变性、肿胀、数量增多并发生钙化。

▶ 临床及病理上需要与皮肤松弛症鉴别。

（陆军军医大学第一附属医院皮肤科　王惠芬　翟志芳）

病例 32 婴儿腹部离心性脂肪营养不良
Lipodystrophia centrifugalis abdominalis infantilis

| 临床资料 |

◎ 患者，女性，13岁。

◎ 腹部皮肤硬化、萎缩5年。

◎ 患者5年前无明显诱因腹部皮肤出现一条状硬化斑，逐渐呈离心性扩大，自觉压痛，皮损边缘出现条索状隆起，中央区域逐渐凹陷。曾于外院服用泼尼松、雷公藤等，皮损稍变软，但仍然继续扩展。

◎ 既往体健，系统检查无异常。

◎ 皮肤科检查：腹部可见大片皮肤萎缩斑，边缘呈环形隆起，质硬，可见散在暗红色斑。

◎ 实验室检查：无明显异常。

◎ 病理学检查：表皮、真皮大致正常。皮下脂肪小叶间隔内胶原纤维透明变性、硬化，脂肪细胞透明变性、囊膜样变，钙质沉积，脂肪小叶内可见灶状淋巴细胞、组织细胞和浆细胞浸润。

◎ 胶样铁染色：皮下脂肪可见大量黏蛋白沉积。

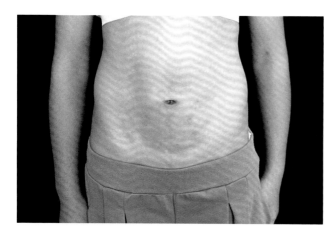

◀临床特征：腹部可见大片皮肤凹陷、萎缩，边缘可触及条索状物，可见散在分布的暗红色斑

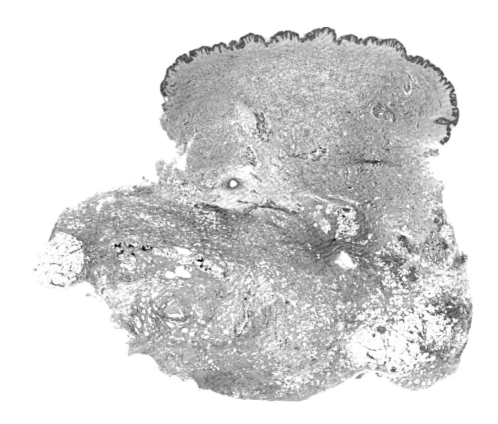

▲ 病理学特征：表皮、真皮大致正常。皮下脂肪弥漫性炎症细胞浸润

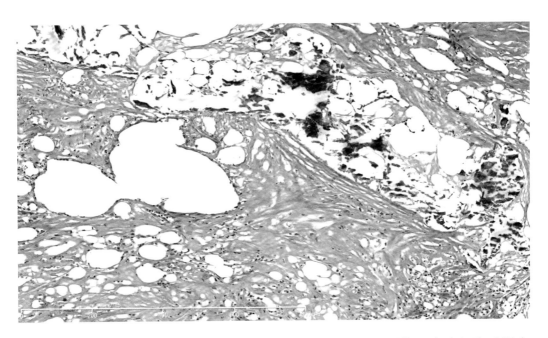

▲ 病理学特征：皮下脂肪小叶间隔内胶原纤维透明变性、硬化，脂肪细胞透明变性、囊膜样变，钙质沉积

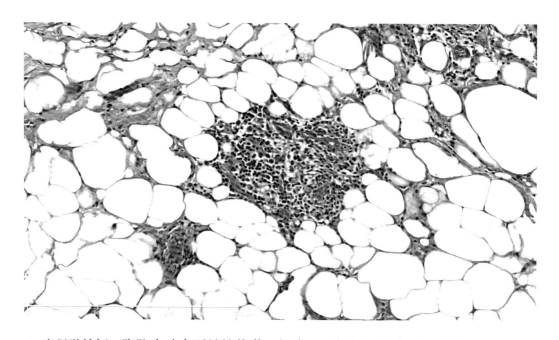

▲ 病理学特征：脂肪小叶内可见灶状淋巴细胞、组织细胞和浆细胞浸润

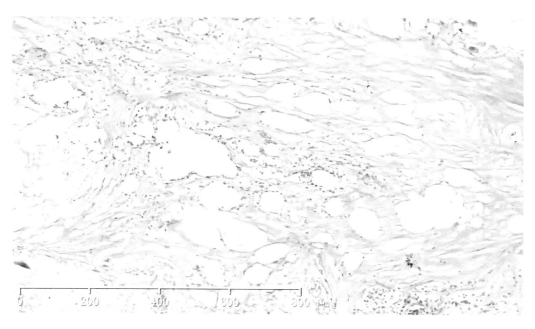

▲ 胶样铁染色：皮下脂肪可见大量黏蛋白沉积

｜ 临床要点 ｜

► 因发病年龄不限于婴儿，有学者建议将婴儿腹部离心性脂肪营养不良改名为幼年腹部离心性脂肪营养不良（Lipodystrophia centrifugalis abdominalis juvenilis）。

► 多见于东亚儿童，常于5岁前发病，女性多于男性。

► 好发部位为腹部，可扩展累及腹股沟、腋部、胸部、腰部、臀部及大腿。

► 临床表现初为淡紫蓝色斑，边界清楚，后转为暗红色，并发生萎缩凹陷，皮下血管清晰可见，皮损缓慢地离心性向外扩展。

► 常无自觉症状。

► 组织病理学：萎缩区：表皮轻度变薄，真皮胶原纤维减少，皮下脂肪组织消失或明显减少；炎症区：皮下脂肪小叶中度或明显单一核细胞浸润，脂肪变性、坏死、萎缩，间质中黏多糖沉积。

► 临床上需要与斑状萎缩、进行性特发性皮肤萎缩鉴别。

（空军军医大学西京皮肤医院　廖文俊）

胰腺性脂膜炎
Pancreatic panniculitis

| 临床资料 |

◎ 患者，男性，68岁。

◎ 双小腿疼痛性结节3月余，上腹部不适1个月。

◎ 患者3月余前无明显诱因双小腿出现大小不等的红色结节，伴疼痛，皮疹逐渐增多，部分可自行消退。近1个月患者出现上腹部不适。

◎ 皮肤科查体：双小腿散在分布大小不等的暗红色结节，略高起于皮面，触之有浸润感，压之疼痛。

◎ 辅助检查：腹部增强CT及穿刺活检提示胰腺癌。

◎ 病理学检查：病变主要位于皮下脂肪层，呈小叶为主的混合性脂膜炎改变，脂肪细胞坏死，散在"鬼影"细胞，无明显细胞核，边缘嗜酸性，周围散在中性粒细胞、淋巴细胞及噬脂细胞，局部可见点彩状嗜碱性染色的钙化灶。

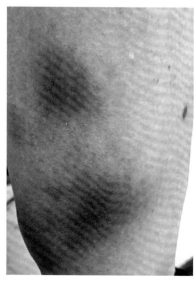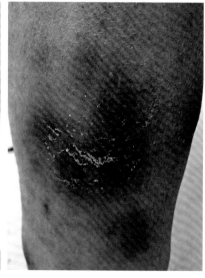

◀临床特征：双小腿散在分布大小不等的暗红色结节，略高起于皮面

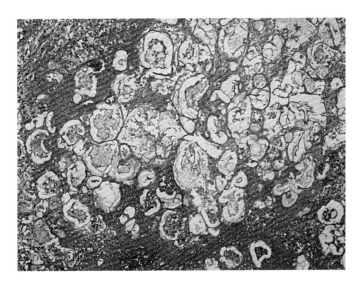

◀病理学特征：病变主要位于皮下脂肪层，呈小叶为主的混合性脂膜炎改变，见脂肪变性坏死及特征性"鬼影"细胞，局部钙化

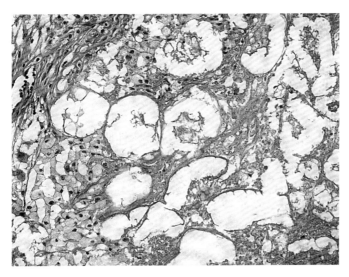

◀病理学特征：脂肪细胞坏死，散在"鬼影"细胞，无明显细胞核，边缘嗜酸性，周围散在中性粒细胞、淋巴细胞及噬脂细胞

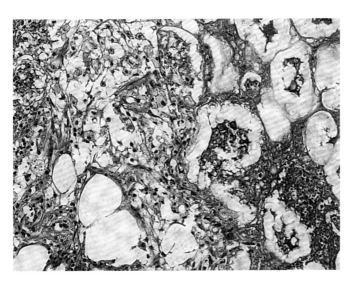

◀病理学特征：局部可见点彩状嗜碱性染色的钙化灶

| 临床要点 |

▶ 胰腺性脂膜炎是一种胰腺性疾病合并皮下脂肪坏死的炎症性病变，较罕见。

▶ 胰腺疾病包括急/慢性胰腺炎、胰腺假性囊肿及胰腺肿瘤。

▶ 可能与胰酶、脂肪酶、磷酸酯酶和淀粉酶释放入血有关。

▶ 发病年龄为30～60岁，男性多于女性。

▶ 好发部位为下肢，尤其是小腿伸侧，偶见于臀部、躯干和上肢。

▶ 临床表现为红色或紫红色疼痛性或无痛性皮下结节，常多发，可成批发生，持续2～3周，逐渐消退，遗留萎缩性瘢痕。

▶ 关节肿胀或疼痛是本病重要的特征性表现，最常累及踝关节。

▶ 组织病理学：小叶性脂膜炎改变，可见脂肪坏死及特征性"鬼影"细胞，"鬼影"细胞无细胞核，边缘嗜酸性红染；常见点彩状嗜碱性染色的钙化灶；脂肪坏死灶周围可见中性粒细胞浸润及出血灶，未受累的周围脂肪中可见炎症细胞浸润及吞噬脂质的泡沫状组织细胞，有时可见多核巨细胞。

（山东大学齐鲁医院皮肤科　于晓静　李昕雨　郭淑兰　王玉坤）

嗜中性脂膜炎
Neutrophilic panniculitis

| 临床资料 |

◎ 患者，男性，46岁。

◎ 躯干、下肢皮下结节3年，加重伴疼痛4天。

◎ 患者近3年来多次于躯干、四肢出现皮下结节，每年约出现2~3次，部位不定。当地医院给予"黑膏药"外用，口服中药治疗，2周后可痊愈。4天前无明显诱因右下肢、背部出现类似皮损，自觉疼痛，逐渐增大，伴发热，最高38.4 ℃。

◎ 入院后行骨髓穿刺检查，诊断为骨髓增生异常综合征。

◎ 既往体健，系统检查无异常。

◎ 皮肤科检查：右小腿、背部可见浸润性暗红色斑块、皮下结节，轻压痛，皮温正常。

◎ 实验室检查：血常规：白细胞6.01×10^9/L，中性粒细胞百分比80.3%；B超：考虑炎性改变。

◎ 病理学检查：表皮大致正常。真皮浅层血管周围可见少量淋巴细胞、组织细胞及中性粒细胞浸润；真皮深层、皮下脂肪可见致密炎症细胞浸润，以中性粒细胞为主，伴核尘，无明显坏死性血管炎。

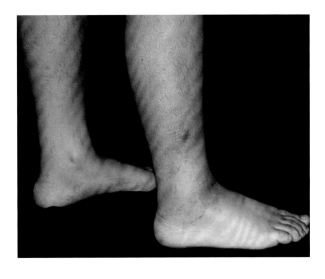

◀ 临床特征：右小腿可见一暗红色结节

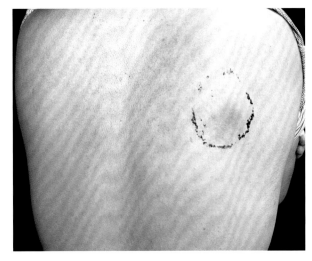

◀ 临床特征：右侧背部可见一浸润性暗红色斑块，边界不清

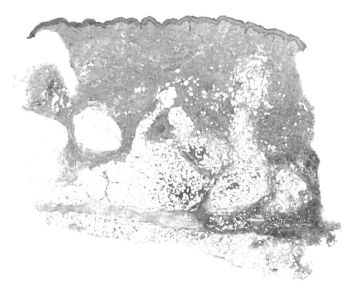

◀ 病理学特征：真皮深层及皮下脂肪（包括脂肪小叶和脂肪间隔）可见致密炎症细胞浸润

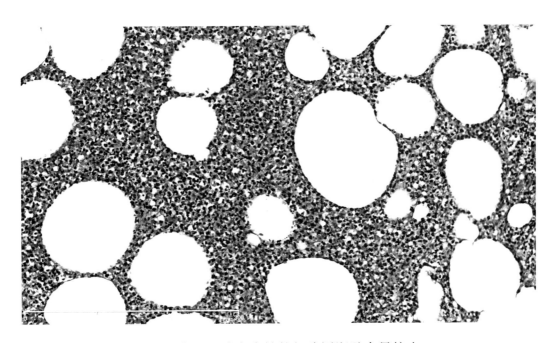

▲ 病理学特征：脂肪小叶内可见致密中性粒细胞浸润及大量核尘

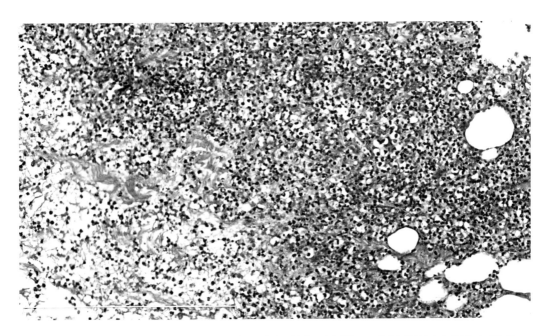

▲ 病理学特征：脂肪小叶间隔可见大量中性粒细胞浸润，未见明显坏死性血管炎

| 临床要点 |

▶ 嗜中性脂膜炎为嗜中性皮病的谱系疾病。

▶ 好发部位为四肢，少数发生于面部及躯干。

▶ 临床表现为红色结节、斑块，质硬，伴疼痛、压痛，约2周可自行消退，遗留炎症后色素沉着。

▶ 诊断标准（Sutra-Loubet等）：

　1）临床表现为结节、斑块。

　2）全身症状：发热、关节痛、全身不适。

　3）组织病理：脂肪小叶中性粒细胞浸润。

　4）常伴骨髓发育不良。

　5）系统性糖皮质激素治疗敏感。

▶ 组织病理学：皮下脂肪小叶中性粒细胞浸润，但不伴坏死性血管炎。

▶ 临床及病理上需要与其他伴中性粒细胞浸润的脂膜炎鉴别。

（空军军医大学西京皮肤医院　廖文俊）

大疱性硬斑病
Bullous morphea

| 临床资料 |

◎ 患者，男性，69岁。

◎ 背部硬化性黄红色斑块1年。

◎ 患者1年前背部外伤后出现钱币大小红色斑疹，无明显自觉症状。外院考虑"硬皮病"及"皮炎"可能，先后予多种药物外用治疗，未见好转，逐渐增大形成质硬的黄红色斑块。

◎ 既往体健，系统检查无异常。

◎ 皮肤科检查：背部可见一鸭蛋大小的黄红色斑块，质硬，境界清楚，伴浸润感，可见点状及线状皮下出血，伴少量鳞屑，外周可见半透明堤状隆起，呈水疱样，无压痛。

◎ 实验室检查：无明显异常。

◎ 病理学检查：表皮萎缩，皮突消失，表皮下水疱形成。真皮乳头水肿，可见血管、淋巴管扩张及红细胞外溢。真皮内胶原纤维增粗、红染，呈均质化改变，胶原纤维束间、血管及附属器周围可见以淋巴细胞为主的炎症细胞浸润。

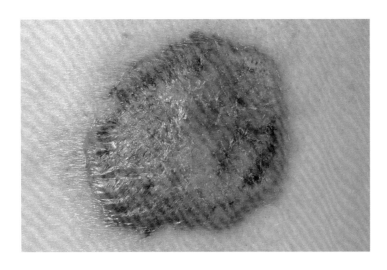

◀临床特征：背部可见一鸭蛋大小的黄红色斑块，质硬，境界清楚，伴浸润感，可见点状及线状皮下出血，伴少量鳞屑，外周可见半透明堤状隆起，呈水疱样

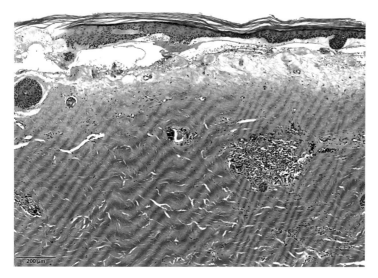

◀ 病理学特征：表皮萎缩，皮突消失，表皮下水疱形成。真皮乳头水肿，可见血管、淋巴管扩张及红细胞外溢。真皮内胶原纤维增粗、红染，呈均质化改变

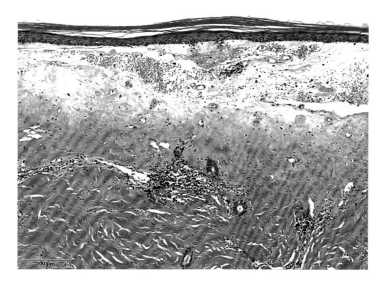

◀ 病理学特征：表皮萎缩，皮突消失，表皮下水疱形成。真皮乳头水肿，可见血管、淋巴管扩张及大量红细胞外溢。真皮内胶原纤维增粗、红染，呈均质化改变。血管周围可见炎症细胞浸润

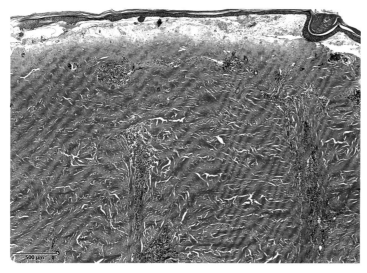

◀ 病理学特征：真皮内胶原纤维增粗、红染，呈均质化改变，胶原纤维束间、血管及附属器周围可见以淋巴细胞为主的炎症细胞浸润

｜ 临床要点 ｜

► 大疱性硬斑病是硬斑病的罕见亚型。

► 可能与淋巴管阻塞及扩张、下肢静脉压力较大等因素相关。

► 好发部位为下肢，其次为躯干、上肢及面颈部。

► 临床表现为硬化性斑块伴紧张性水疱、血疱或糜烂。

► 可继发于局部感染及创伤。

► 组织病理学：表皮萎缩，皮突消失，基底细胞液化变性，表皮下水疱形成。真皮水肿，淋巴管扩张，可伴血管扩张及红细胞外溢。真皮内胶原纤维增粗、致密、红染，呈均质化改变，胶原束间、血管及附属器周围炎症细胞浸润。

（北京医院皮肤科　陈红　常建民）

病例 36 结节性淀粉样变性
Nodular amyloidosis

| 临床资料 |

◎ 患者，女性，78岁。

◎ 双下肢黄褐色皮疹3~4年。

◎ 患者3~4年前无明显诱因出现双下肢少量黄褐色皮疹，近半年皮损增多。皮损初起疼痛，质软，逐渐变硬，颜色加深，无自觉症状。病程中无自发破溃。

◎ 既往患干燥综合征。

◎ 皮肤科检查：双下肢多发散在黄红色斑块及皮下结节，质地中等偏硬。

◎ 实验室检查：血IgG及IgA升高，血免疫固定电泳：Lambda阳性。

◎ 病理学检查：表皮萎缩。真皮全层至皮下可见大片团块状红染物质，部分血管壁受累。

◎ 团块状物质刚果红染色（+）。

◎ 免疫组化：红染物质Kappa（+）、Lambda（++）。

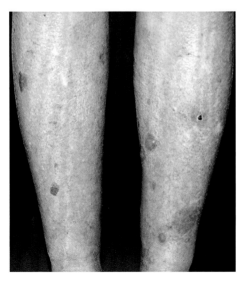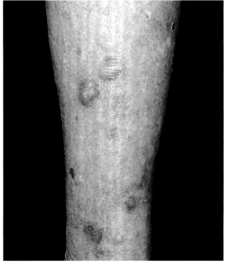

▲ 临床特征：双下肢多发散在质地中等偏硬的黄红色斑块及皮下结节

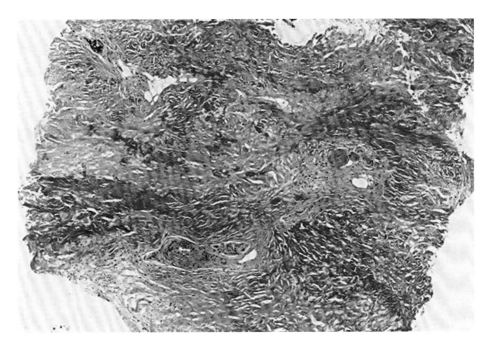

▲ 病理学特征：真皮全层至皮下可见大片团块状红染物质

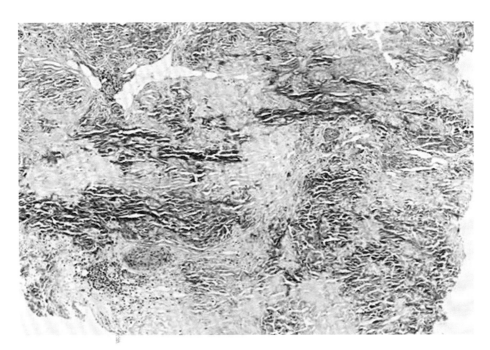

▲ 团块状物质刚果红染色（＋）

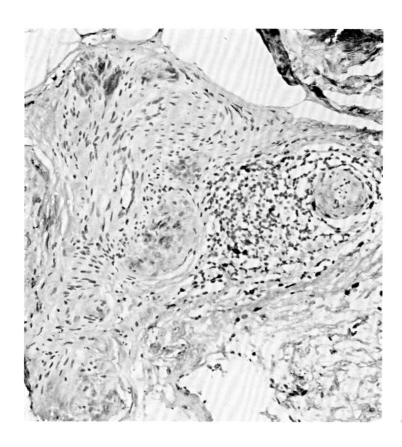

◀免疫组化：红染物
质Kappa（＋）

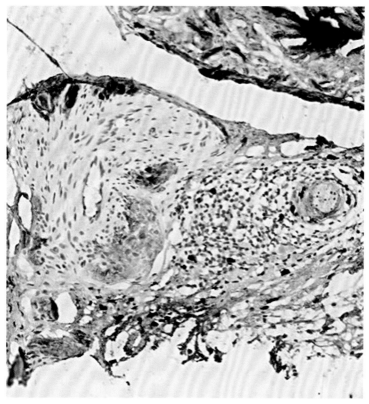

◀免疫组化：红染物
质Lambda（＋＋）

｜ 临床要点 ｜

▶ 结节性淀粉样变性为最罕见的原发皮肤淀粉样变亚型。

▶ 多见于中老年女性。

▶ 好发部位为下肢、躯干和面部。

▶ 临床表现为粉色至黄色的蜡样斑块、结节，可单发或多发。

▶ 多无明显自觉症状。

▶ 可伴发自身免疫性疾病，如干燥综合征、类风湿关节炎。

▶ 该病有7%～50%的风险进展为或者合并系统性淀粉样变或多发性骨髓瘤等血液系统肿瘤。

▶ 组织病理学：淀粉样蛋白沉积在真皮乳头层和网状层，也可累及皮下脂肪，有时可累及血管和神经鞘。血管周围和淀粉样蛋白沉积处的边缘可见浆细胞浸润。

（北京大学第一医院　孙婧茹　汪旸）

病例 **37** 泛发型黏液水肿性苔藓
Generalized lichen
myxedematosus

| 临床资料 |

◎ 患者，男性，56岁。

◎ 全身皮疹2年。

◎ 患者2年前无明显诱因面部出现丘疹、肿胀，张口轻度受限，无自觉症状，未
诊治，后皮损逐渐增多波及全身。

◎ 既往体健，系统检查无异常。

◎ 皮肤科检查：全身泛发3 mm大小的肤色丘疹，蜡样质地，融合呈浸润性斑块，
张口受限。

◎ 实验室检查：无明显异常。

◎ 病理学检查：角化过度，棘层增厚。真皮内胶原纤维间距增宽，黏蛋白沉积，
成纤维细胞数量增加。

◎ 胶原纤维间阿申兰染色（＋）。

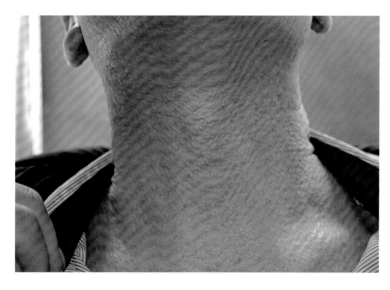

◀临床特征：颈部泛
发3 mm大小的肤色
丘疹，蜡样质地，有
融合倾向

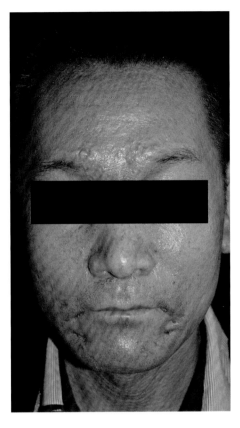

▲ 临床特征：面部泛发肤色丘疹，蜡样质地，张口轻度受限

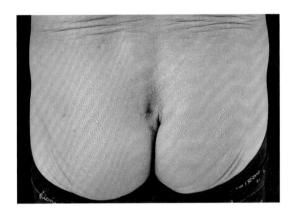

▲ 临床特征：臀部泛发肤色丘疹，蜡样质地，有融合倾向

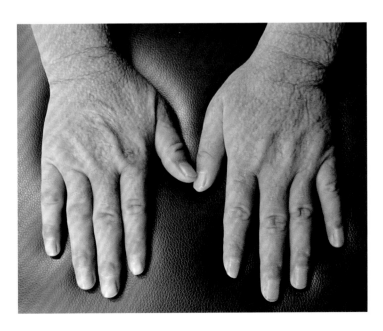

◀ 临床特征：双手泛发肤色丘疹，蜡样质地，有融合倾向

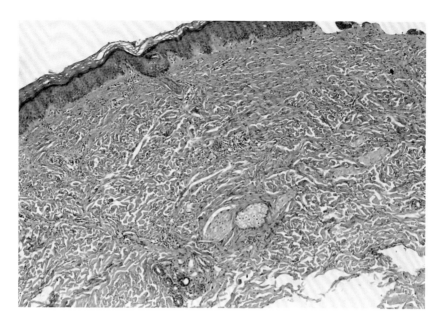

▲ 病理学特征：真皮内胶原纤维间距增宽

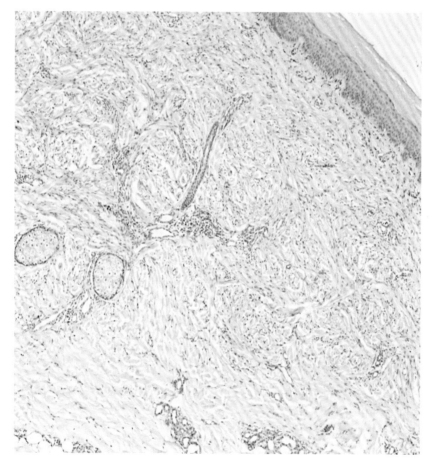

▲ 胶原纤维间阿申兰染色（＋）

| 临床要点 |

▶ 黏液水肿性苔藓又称丘疹性黏蛋白病，分为泛发型、局限型、中间型或不典型型。

▶ 病因未明。

▶ 多见于30~50岁成人，无性别差异。

▶ 好发部位为手、肘、颈、面部和躯干上部，很快泛发全身。

▶ 临床表现为1~3 mm坚实的丘疹，肤色、淡红色或黄色，表面有蜡样光泽，有融合倾向，额、颈、耳后丘疹呈线状排列是本病的重要临床特点；皮肤弥漫性浸润肥厚，可引起运动拘束、受限，导致小口、面具样面容，眉间皮肤受累时可引起狮样面容。

▶ 不痒或微痒。

▶ 组织病理学：真皮内成纤维细胞和胶原增多，胶原束排列不规则，胶原纤维间有大量黏蛋白沉积，真皮浅层血管周围常可见少量慢性炎症细胞。

▶ 阿申蓝染色（+）。

▶ 临床及病理学上需要与硬皮病、胫前黏液性水肿、肾源性硬化性皮病鉴别。

（吉林大学第二医院皮肤科　许蒙　夏建新）

脂肿性头皮
Lipedematous scalp

| 临床资料 |

◎ 患者，女性，49岁。

◎ 头顶、枕部皮下结节伴疼痛7年。

◎ 患者7年前无明显诱因头顶、枕部出现数个皮下结节，伴疼痛，缓慢增大，不伴脱发。

◎ 既往体健，系统检查无异常。

◎ 皮肤科检查：头顶、枕部散在大小不等的皮下结节，质软，触之如海绵，伴有压痛；头皮未见红斑、丘疹，未见脱发、断发。

◎ 实验室检查：无明显异常。

◎ 病理学检查：表皮、真皮大致正常，未见明显炎症细胞浸润，毛囊数量未见减少。皮下脂肪层明显增厚，结构正常，未见明显炎症浸润及细胞坏死。

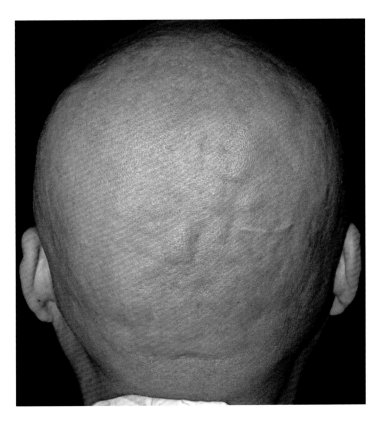

◀临床特征：头顶、枕部散在大小不等的皮下结节，肤色正常，无明显脱发、断发

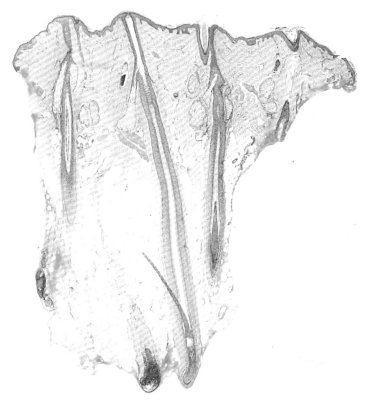

◀病理学特征：表皮、真皮大致正常，未见明显炎症细胞浸润，毛囊数量未见减少。皮下脂肪层明显增厚，结构正常，未见明显炎症浸润及细胞坏死

| 临床要点 |

▶ 脂肿性头皮为罕见的头皮异常增厚。

▶ 好发部位为头顶及枕部，严重者累及整个头皮。

▶ 临床表现为头皮肿胀增厚，触之柔软，对皮损施压后可轻易触及颅骨，撤去压力后头皮迅速恢复到原来状态，似吸水海绵。

▶ 可伴瘙痒、疼痛、麻木等不适，部分患者伴脱发、头痛、颈项强直等。

▶ 组织病理学：皮下脂肪层明显增厚，结构正常，表皮、真皮及毛囊附属器大致正常，无明显炎症细胞浸润。

▶ 临床及病理上需要与脂肪瘤、表皮囊肿、外毛根鞘囊肿、回状头皮等鉴别。

（中国医学科学院北京协和医院皮肤科　宋洪彬　王涛）

病例 **39** 浆细胞性龟头炎
Balanitis plasmacellularis

| **临床资料** |

◎ 患者，男性，67岁。

◎ 包皮及龟头红斑1年余。

◎ 患者1年余前无明显诱因龟头及邻近包皮处出现水肿性红斑，无自觉症状，皮损可周期性加重或减轻，未诊治。

◎ 既往患2型糖尿病，系统检查无异常。

◎ 皮肤科检查：包皮过长，形成假性包茎；龟头及对吻处包皮内侧可见水肿性红斑，境界清楚，有浸润感，表面湿润，无溃疡、糜烂，无触痛；龟头处红斑中央可见少量点状棕褐色色素沉着；翻开包皮，红斑呈典型唇样外观。

◎ 实验室检查：无明显异常。

◎ 病理学检查：表皮萎缩，轻度海绵水肿，灶状基底细胞液化变性。真皮浅层带状炎症细胞浸润，可见大量浆细胞及淋巴细胞；真皮浅层血管壁增厚，可见红细胞外溢。

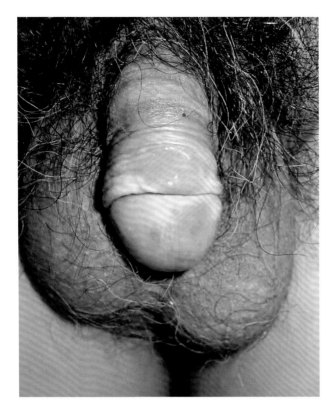

◀临床特征：龟头及对吻处包皮内侧可见水肿性红斑，境界清楚，表面湿润，无溃疡、糜烂；龟头处红斑中央可见少量点状棕褐色色素沉着；翻开包皮，红斑呈典型唇样外观

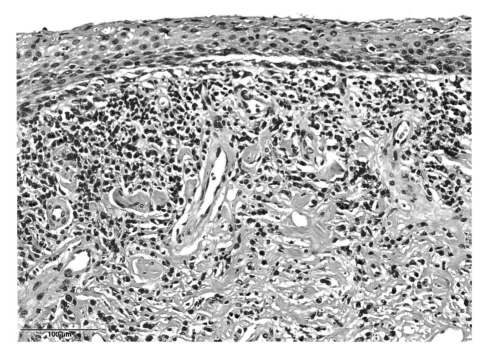

▲ 病理学特征：表皮萎缩，轻度海绵水肿，灶状基底细胞液化变性。真皮浅层带状炎症细胞浸润，可见大量浆细胞及淋巴细胞；真皮浅层血管壁增厚，可见红细胞外溢

| 临床要点 |

▶ 浆细胞性龟头炎又称Zoon龟头炎，是浆细胞浸润性良性炎症性疾病。

▶ 可能与变态反应、机械损伤及尿液刺激有关。

▶ 多见于未行包皮环切的中老年男性。

▶ 好发部位为龟头背侧。

▶ 临床表现为龟头、冠状沟或包皮内侧持续不退的局限性暗红斑块，境界清楚，表面光滑潮湿，不形成溃疡；翻开包皮，相邻的红色斑块可呈典型唇样外观。

▶ 多无自觉症状，偶有轻微瘙痒或压痛。

▶ 组织病理学：表皮增生，皮突变平。真皮浅层可见大量以淋巴细胞、浆细胞为主的炎症细胞浸润，毛细血管扩张，可见含铁血黄素沉积。

▶ 临床上需要与龟头的增殖性红斑鉴别。

（北京医院皮肤科　胡强　常建民）

褶皱部网状色素异常
Reticulate pigmented anomaly of the flexures

| 临床资料 |

◎ 患者，女性，52岁。

◎ 胸腹部棕褐色皮疹29年。

◎ 患者29年前无明显诱因胸腹部出现米粒至扁豆大小的棕褐色丘疹、斑片，缓慢
增多，逐渐累及颈部、双侧腋下及腹股沟区域，无明显自觉症状。

◎ 家族4代中6人有类似皮损，男女各3人。

◎ 既往体健，系统检查无异常。

◎ 皮肤科检查：颈、胸、腹及乳房下皱襞区可见直径0.2～1.0 cm大小的密集红褐
色或褐色扁平丘疹，表面平滑，部分融合呈网状，双腋下及腹股沟区亦可见散
在类似皮损。

◎ 实验室检查：胸部皮损真菌镜检（－）。

◎ 病理学检查：表皮角化过度伴角化不全，表皮突呈鹿角状向下延长，基底层色素
增加。真皮浅层血管周围可见少量淋巴细胞及组织细胞浸润，散在噬色素细胞。

◎ PAS染色（－）。

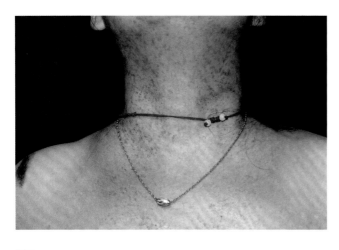

◀临床特征：颈部、前胸可
见密集红褐色或褐色的扁平
丘疹，部分融合呈网状

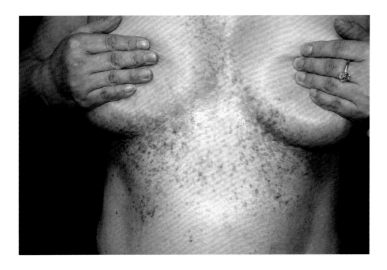

◀ 临床特征：乳房下皱襞区可见密集红褐色或褐色的扁平丘疹，部分融合呈网状

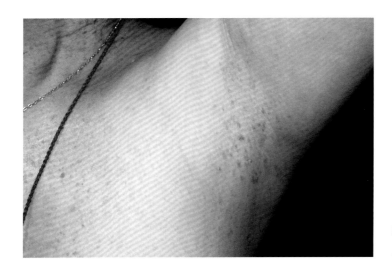

◀ 临床特征：腋窝可见多数散在褐色的扁平丘疹

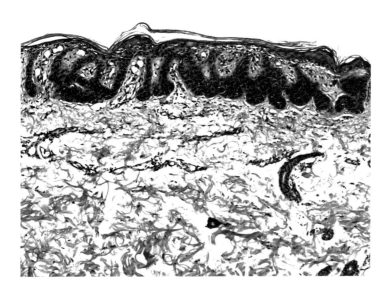

◀ 病理学特征：角化过度，角化不全，表皮突呈鹿角状向下延长。真皮浅层血管周围可见少量淋巴细胞及组织细胞浸润

| 临床要点 |

► 褶皱部网状色素异常又称Dowling-Degos病、屈侧网状色素性皮病、黑点病。

► 罕见的常染色体显性遗传病，超过50%的患者具有家族史。

► 通常青春期后起病。

► 好发部位为屈侧皱褶部位，尤其是颈部、腋下、双乳间及腹股沟等区域。

► 临床表现为棕色或红褐色扁平丘疹或斑疹，常融合呈网状，表面平滑，部分可伴颈部黑头粉刺样角化性丘疹。

► 常无自觉症状。

► 组织病理学：表皮突延长呈鹿角状，亦可明显延长高度交织呈花蕾状，基底层黑素增加，而黑素细胞数量不增加。真皮浅层可见噬黑素细胞。

► 临床及病理上需要与融合性网状乳头瘤病、黑棘皮病鉴别。

（陆军军医大学第一附属医院皮肤科　曾君　翟志芳）

病例 **41** # Blau 综合征
Blau syndrome

| 临床资料 |

◎ 患者，女性，11岁。

◎ 全身红斑、丘疹、鳞屑伴头发稀疏11年。

◎ 患儿出生后不久自前胸开始出现红色斑丘疹，迅速波及全身。

◎ 皮肤科检查：面部皮肤干燥、额纹明显；躯干、四肢弥漫性红斑、丘疹，表面干燥、脱屑，见毛细血管扩张，呈血管萎缩性皮肤异色症样改变；毛发稀疏、干燥；四肢关节肿胀，手足关节畸形，双腕关节伸侧见直径约2.5 cm大小囊性结节。

◎ 眼科检查：全葡萄膜炎、白内障、视力下降。

◎ 实验室检查：无明显异常。

◎ 病理学检查：表皮轻度角化过度，灶状基底细胞液化变性。真皮浅中层可见组织细胞性肉芽肿，散在较多Touton样巨细胞及多核巨细胞。

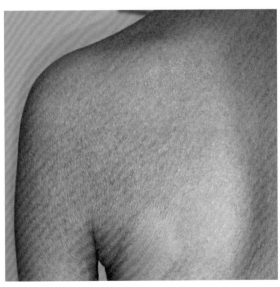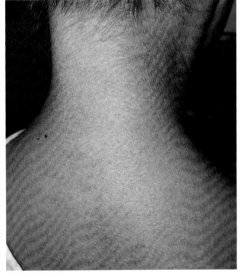

▲ 临床特征：躯干弥漫性红斑、丘疹，表面干燥、脱屑，见毛细血管扩张，呈血管萎缩性皮肤异色症样改变

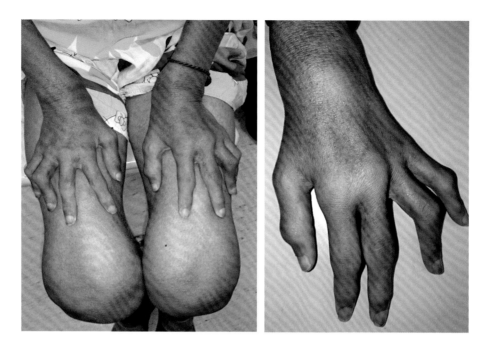

▲ 临床特征：膝关节、指关节肿胀、畸形，腕关节伸侧见直径约2.5 cm 大小囊性结节

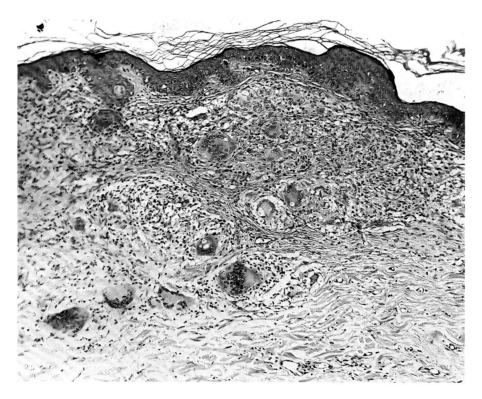

▲ 病理学特征：表皮轻度角化过度，灶状基底细胞液化变性，真皮浅中层可见组织细胞性肉芽肿，散在较多Touton样巨细胞及多核巨细胞

｜ 临床要点 ｜

▶ Blau综合征于1985年由Blau首次描述，是一种常染色体显性遗传的慢性炎症性疾病，发病与*NOD2*突变有关。

▶ 多见于5岁以前发病，少数患者10岁以后发病。

▶ 临床以皮疹、关节炎和葡萄膜炎三联征为特征性表现。

▶ 皮肤病变：好发部位为躯干，也可累及面部及四肢。临床表现为直径5～7 mm大小不等的圆形丘疹，淡粉色、红色或棕褐色，伴脱屑；下肢可见皮下结节；少数可见寻常型鱼鳞病样皮疹、苔藓样糠疹或双下肢溃疡等。

▶ 关节病变：常表现为对称性多关节炎，大小关节均可受累，以大关节为主，晚期可见关节畸形；关节周围组织可见无痛性腱鞘囊肿。

▶ 眼部病变：主要为肉芽肿性葡萄膜炎，50%并发白内障，1/3并发青光眼，可致畏光、疼痛、视力减退或失明。

▶ 其他病变：大血管炎、唾液腺炎、淋巴结病、肉芽肿性肾小管及肾间质肾炎、肝脾肉芽肿样改变。

▶ 组织病理学：皮肤真皮内、滑膜及葡萄膜可见非干酪样坏死性肉芽肿，散在多核巨细胞。

（山东大学齐鲁医院皮肤科　郭淑兰　李昕雨　于晓静　王玉坤）

病例 **42** ——————— # 残留性多指症
Rudimentary polydactyly

| 临床资料 |

◎ 患者，女性，29岁。

◎ 左手拇指桡侧增生物，出生即有。

◎ 患者出生时即发现左手拇指桡侧增生物，随年龄增长缓慢增大，无自觉症状。

◎ 既往体健，系统检查无异常。

◎ 皮肤科检查：左手拇指桡侧可见一约0.5 cm×0.5 cm×0.5 cm大小的淡红色增生物，表面光滑，中等硬度，无明显触压痛。其他指（趾）未见类似增生物。

◎ 实验室检查：无明显异常。

◎ 病理学检查：表皮大致正常。真皮全层可见较多的神经结构，见较多的小血管及淋巴管。

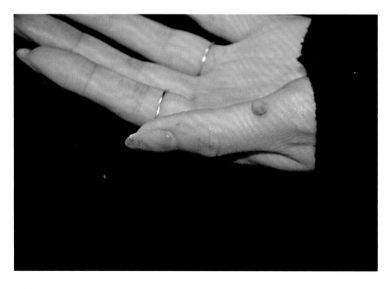

◀临床特征：拇指桡侧可见一绿豆大小的淡红色增生物，表面光滑

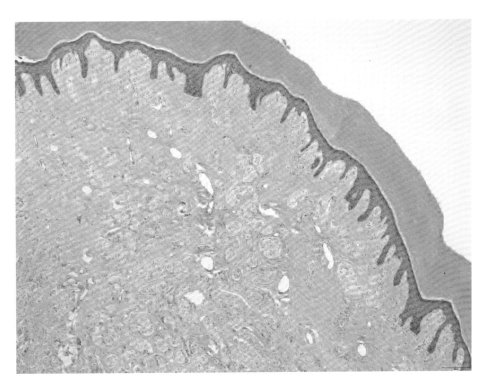

▲ 病理学特征：表皮大致正常。真皮全层可见较多的神经结构，见较多的小血管及淋巴管

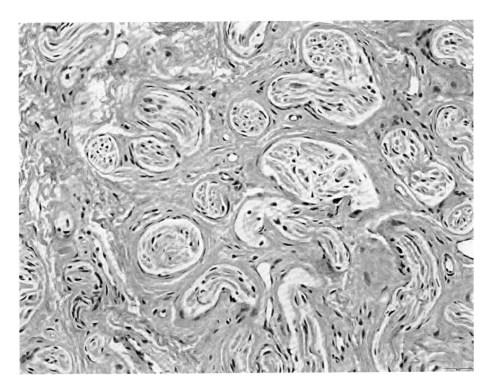

▲ 病理学特征：真皮网状层可见较多神经纤维束

| 临床要点 |

▶ 残留性多指症又名副指，是最常见的上肢先天畸形。

▶ 好发部位为小指尺侧或拇指桡侧。

▶ 临床表现为疣状丘疹、带蒂的赘生物。

▶ 无自觉症状。

▶ 组织病理学：真皮乳头层可见大量触觉小体，真皮网状层可见明显的神经增生、血管扩张。

▶ 在一些临床上怀疑为早期的残留性多指症的病例中，触觉小体可能较少，取而代之的是较多的Merkel细胞。

▶ 临床及病理上需要与获得性指状纤维角皮瘤、肢端血管纤维瘤及神经纤维瘤鉴别。

（江苏省人民医院皮肤科　苏忠兰）

阴囊汗孔角化症
Porokeratosis on the scrotum

| 临床资料 |

◎ 患者，男性，50岁。

◎ 阴囊多发丘疹、斑块10余年。

◎ 患者10余年前无明显诱因阴囊部位出现数个粟粒大小丘疹，偶有轻微瘙痒，未诊治。随后丘疹逐渐增多并增大，呈圆形扁平丘疹或斑块，曾自行外用"酮康唑乳膏""地奈德乳膏"等，未见好转。

◎ 既往体健，系统检查无异常。

◎ 皮肤科检查：阴囊部位可见10余个黄豆至蚕豆大小浅褐色圆形丘疹或斑块，中央可见脐凹，伴少量鳞屑，部分斑块呈环堤状，皮损界限清晰，质地中等，无触痛，无破溃。

◎ 实验室检查：皮损鳞屑真菌镜检（－）。

◎ 病理学检查：表皮局部角化过度，柱状角化不全，其下方颗粒层消失，棘层内可见散在角化不良细胞。真皮浅层可见淋巴细胞为主的炎症细胞浸润。

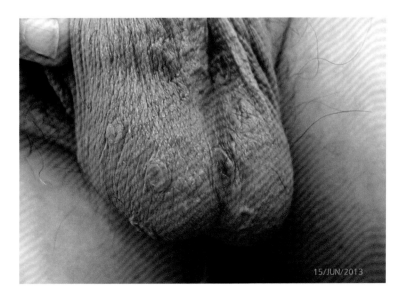

15/JUN/2013

◀临床特征：阴囊可见多个浅褐色圆形丘疹或斑块，中央可见脐凹，伴少量鳞屑

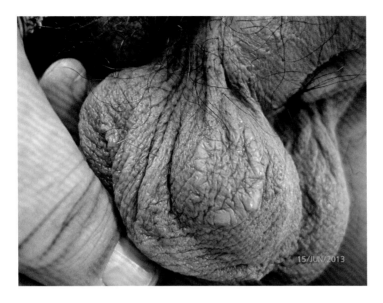

◀临床特征：阴囊可见部分皮损呈环堤状斑块

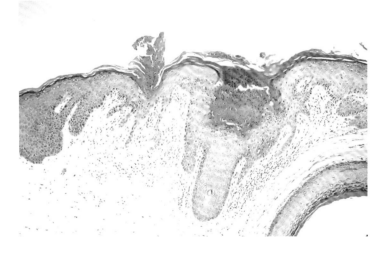

◀病理学特征：表皮局部角化过度，柱状角化不全。真皮浅层可见淋巴细胞为主的炎症细胞浸润

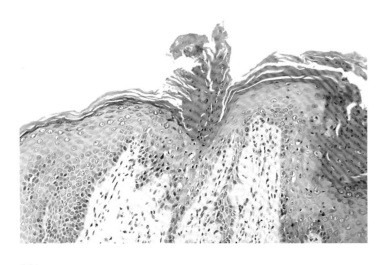

◀病理学特征：表皮柱状角化不全，其下方颗粒层消失，棘层内可见散在角化不良细胞

| 临床要点 |

► 汗孔角化症是一种少见的慢性角化性皮肤病。

► 可呈常染色体显性遗传，也可散在发病。

► 多见于中老年男性。

► 好发部位为面部、颈部及四肢等外露部位。

► 外生殖器部位的皮损可以是泛发型汗孔角化症的一部分，或是单纯局限于外生殖器的汗孔角化症。

► 临床表现为边缘堤状隆起、中央轻度萎缩的斑块。

► 常无自觉症状。

► 组织病理学：表皮特征性柱状角化不全，角化不全柱下方颗粒层减少甚至消失，棘层中可见散在角化不良细胞。真皮浅层可见不同程度的慢性炎症细胞浸润。

（河北医科大学第三医院皮肤科　师绍敏　刘亚玲）

发疹性瘙痒性丘疹型汗孔角化症
Eruptive pruritic papular porokeratosis

| 临床资料 |

◎ 患者，女性，70岁。

◎ 面部皮疹40余年，全身泛发皮疹伴瘙痒1年余。

◎ 患者40余年前无明显诱因面部出现散在褐色斑，逐渐缓慢增多，无自觉症状。1年余前无明显诱因颈部出现多发红斑、丘疹伴瘙痒，此后发展至双手腕及脚踝，后泛发全身，以四肢伸侧为重，伴剧烈瘙痒。

◎ 既往患糖尿病13年；系统检查无异常。

◎ 皮肤科检查：面部可见多发褐色、红褐色圆形斑，边缘呈堤状隆起，中央萎缩；躯干、四肢可见泛发性密集分布的红褐色扁平的角化性丘疹，边界清楚，部分皮损边缘呈堤状隆起，局部可见抓痕、结痂，无鳞屑、糜烂、渗出；口腔黏膜（-）。

◎ 实验室检查：无明显异常。

◎ 病理学检查：表皮角化过度，可见叠瓦样角化不全柱，其下方颗粒层消失，棘层不规则增生，轻度海绵水肿，表皮内可见散在角化不良细胞。真皮浅层可见明显日光弹力纤维变性，血管周围可见淋巴细胞及少量嗜酸性粒细胞浸润。

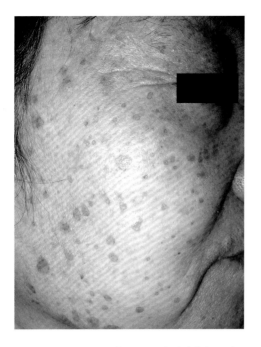

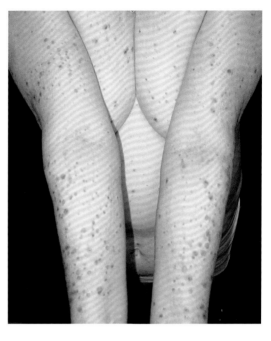

▲ 临床特征：面部可见多发褐色、红褐色圆形斑，边缘呈堤状隆起，中央萎缩

▲ 临床特征：躯干及双上肢可见泛发性密集分布的红褐色扁平的角化性丘疹

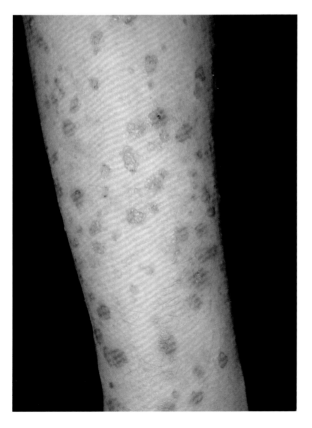

◀临床特征：前臂可见红棕褐色扁平的角化性丘疹，边界清楚，部分皮损边缘呈堤状隆起，局部可见抓痕、结痂

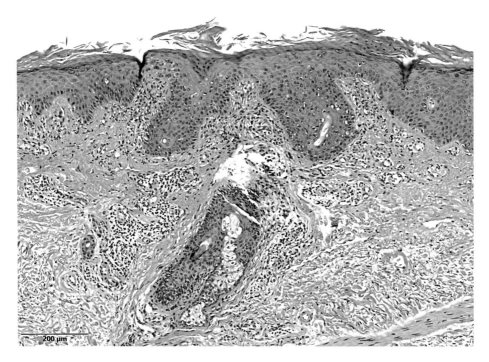

▲ **病理学特征**：表皮角化过度，可见角化不全柱，其下方颗粒层消失，棘层不规则增生，轻度海绵水肿，可见散在角化不良细胞。真皮浅层可见明显日光弹力纤维变性，血管周围可见淋巴细胞及少量嗜酸性粒细胞浸润

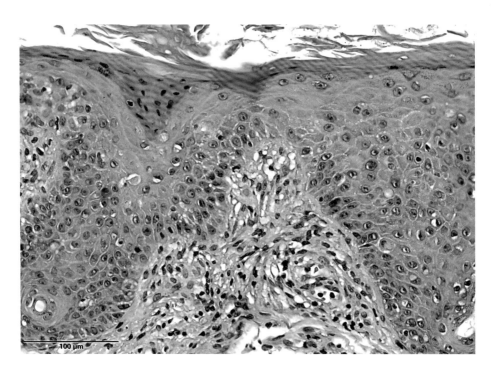

▲ **病理学特征**：表皮内叠瓦样角化不全柱，其下方颗粒层消失，可见角化不良细胞

| 临床要点 |

▶ 发疹性瘙痒性丘疹型汗孔角化症是汗孔角化症的一种少见亚型。

▶ 常与其他类型的汗孔角化症同时存在，尤以浅表播散型汗孔角化症常见。

▶ 多见于老年人，目前报道男性居多。

▶ 好发部位为四肢及躯干。

▶ 临床表现为突然发生的多发红色丘疹，部分边缘呈堤状隆起，消退后遗留褐色斑疹或环状色素沉着。

▶ 瘙痒剧烈。

▶ 组织病理学：具有汗孔角化症的典型特征，表皮可见角化不全柱，其下方颗粒层消失，并可见角化不良细胞；部分病例真皮内可见嗜酸性粒细胞浸润。

▶ 临床上需要与点滴状银屑病、泛发性扁平苔藓及泛发性湿疹鉴别。

（北京医院皮肤科　刘琬　常建民）

病例 **45**

发疹性瘙痒性丘疹型汗孔角化症
Eruptive pruritic papular porokeratosis

| 临床资料 |

◎ 患者，男性，64岁。

◎ 面部皮疹4年，躯干、四肢皮疹伴痒1年。

◎ 患者4年前无明显诱因面部出现环状褐色皮疹，未诊治。1年前双小腿出现暗红色丘疹，瘙痒明显，逐渐扩展至躯干及双上肢，口服马来酸氯苯那敏（扑尔敏）、外用卤米松乳膏无效。

◎ 既往体健，系统检查无异常。

◎ 皮肤科检查：面部可见散在褐色环形丘疹，边缘呈堤状隆起；躯干、四肢可见多发棕红色丘疹，直径3~10 mm，部分皮损呈环形，边缘呈堤状隆起，局部可见抓痕、结痂。

◎ 实验室检查：无明显异常。

◎ 病理学检查：表皮角化过度，可见角化不全柱，其下方颗粒层变薄，伴散在角化不良细胞。真皮浅层及血管周围可见以淋巴细胞为主的炎症细胞浸润。

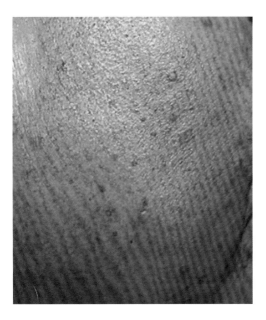

▲ 临床特征：面部可见散在褐色环形丘疹，部分边缘呈堤状隆起

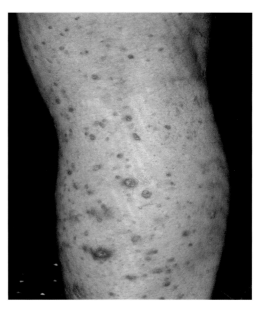

▲ 临床特征：下肢可见多发棕红色丘疹，直径3～10 mm，部分皮损呈环形，边缘堤状隆起

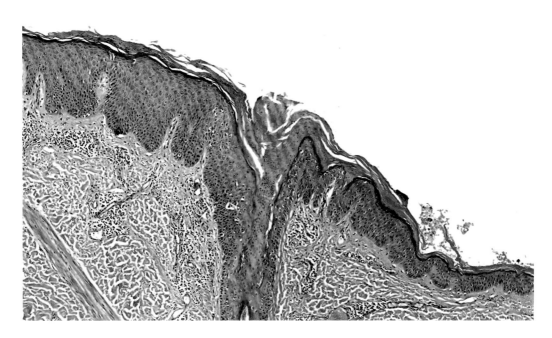

▲ 病理学特征：表皮角化过度，可见角化不全柱，其下方颗粒层变薄，伴散在角化不良细胞。真皮浅层可见以淋巴细胞为主的炎症细胞浸润

| 临床要点 |

▶ 发疹性瘙痒性丘疹型汗孔角化症是汗孔角化症一种罕见的类型。

▶ 多数患者有浅表播散型汗孔角化症病史或家族史。

▶ 多见于中老年人。

▶ 临床表现为突然出现的泛发性红色丘疹，部分皮损可在数月内自行消退，遗留色素沉着。

▶ 瘙痒剧烈。

▶ 组织病理学：角化过度，可见角化不全柱，其下方颗粒层减少或消失，可见角化不良细胞。真皮浅层及血管周围可见淋巴细胞为主的炎症细胞浸润。

▶ 临床上需要与点滴状银屑病、泛发性湿疹及泛发性扁平苔藓鉴别。

（北京医院皮肤科　吕嘉琪　常建民）

病例 46 囊性反转性毛囊角化症
Cystic inverted follicular keratosis

| 临床资料 |

◎ 患者，女性，75岁。

◎ 左腋下皮疹3年。

◎ 患者3年前无明显诱因发现左侧腋下一隆起性赘生物，质地坚韧，3年间无明显增大。2个月前偶然擦破后曾出现局部红肿及破溃，无明显自觉症状。

◎ 既往体健，系统检查无异常。

◎ 皮肤科检查：左腋下可见一灰蓝色黄豆大小的扁平赘生物，质地坚韧，边界清楚，中央可见破溃及结痂。

◎ 实验室检查：无明显异常。

◎ 病理学检查：角化过度，角化不全。肿瘤细胞团块与表皮相连，呈乳头状、小叶状及指状凸向真皮，团块中央以鳞状细胞为主，细胞增生活跃，可见鳞状涡及角囊肿，边缘亦可见基底样细胞。肿瘤团块中央可见一相连的囊腔，开口于表皮，腔内可见大量角质物。肿瘤团块及囊壁周围可见炎症细胞浸润。

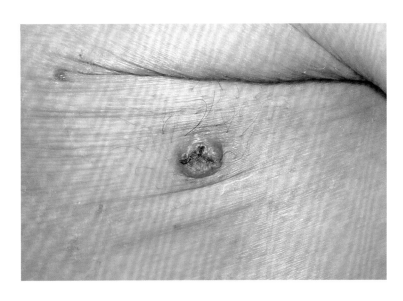

◀临床特征：腋下可见一灰蓝色黄豆大小的赘生物，边界清楚，中央可见破溃及结痂

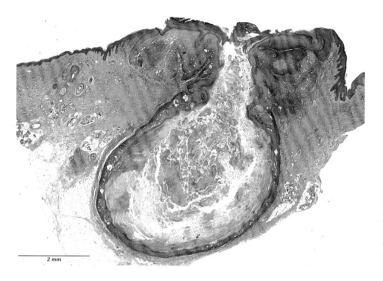

◀ 病理学特征：肿瘤团块中央可见一相连的囊腔，开口于表皮，腔内可见大量角质物

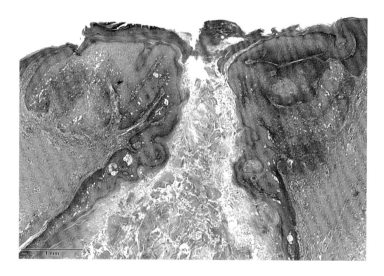

◀ 病理学特征：囊腔开口处两侧可见肿瘤团块，与表皮相连，呈小叶状及指状向真皮内凸起

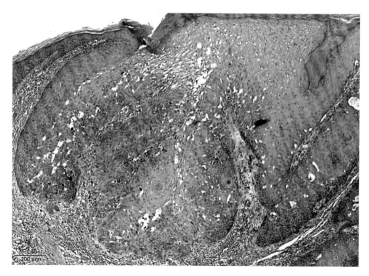

◀ 病理学特征：肿瘤团块中央以鳞状上皮细胞为主，外周亦可见基底样细胞

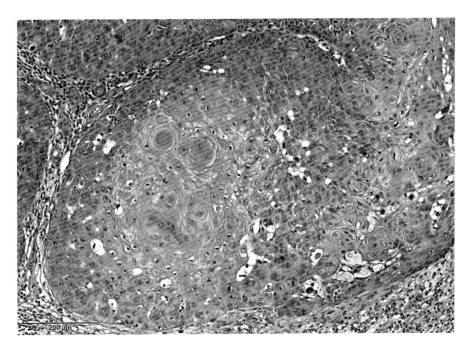

▲ 病理学特征：肿瘤团块中央细胞增生活跃，可见角囊肿及鳞状涡

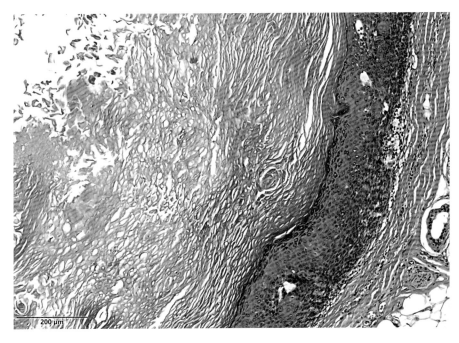

▲ 病理学特征：囊腔内可见大量角质物，呈网篮状排列

｜ 临床要点 ｜

▶ 反转性毛囊角化症又名漏斗瘤（infundibuloma）或毛囊口瘤（follicular poroma），为毛囊漏斗部来源的良性肿瘤。

▶ 多见于中老年人。

▶ 好发部位为面颊和上唇。

▶ 临床表现为单发的坚实、肤色丘疹或结节。

▶ 无自觉症状。

▶ 组织病理学：肿瘤呈内生性生长，自表皮向真皮内延伸，呈小叶状或指状，每个肿瘤小叶中央以鳞状细胞为主，周边可见基底样细胞，肿瘤团块内可见鳞状涡或角囊肿，鳞状细胞旋涡中偶可见颗粒层结构，并向毛干分化。肿瘤团块上方的表皮角化过度。

▶ 囊性反转性毛囊角化症为反转性毛囊角化症的一种特殊类型，伴发充满角质的囊腔。

（北京医院皮肤科　杨坤　常建民）

疣状角化不良瘤
Warty dyskeratoma

| 临床资料 |

◎ 患者，男性，57岁。

◎ 鼻旁肿物2年余。

◎ 患者2年余前无明显诱因鼻旁出现一肤色丘疹，缓慢增大，无破溃，无明显自觉症状。

◎ 既往体健，系统检查无异常。

◎ 皮肤科检查：鼻旁可见一黄豆大小的肤色角化性丘疹，边界清楚，表面略粗糙，触之较硬。

◎ 病理学检查：表皮向下呈杯状凹陷，内含大量角质，表皮可见棘层松解和基底层上绒毛形成，可见角化不良细胞。

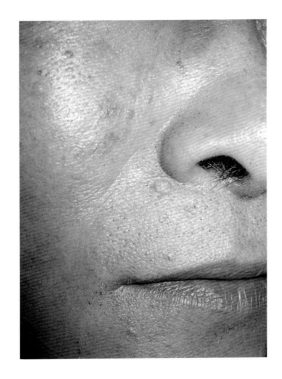

◀ 临床特征：鼻旁可见一黄豆大小的肤色角化性丘疹，边界清楚，表面略粗糙

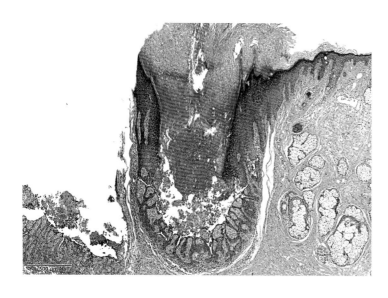

◀ 病理学特征：表皮向下呈杯状凹陷，内含大量角质，相邻表皮可见棘层松解和基底层上绒毛形成

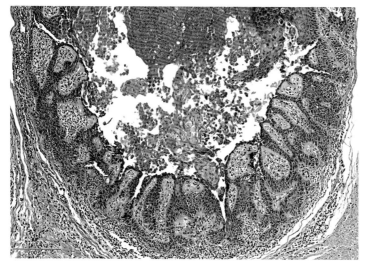

◀ 病理学特征：棘层松解，基底层上绒毛形成，可见角化不良细胞

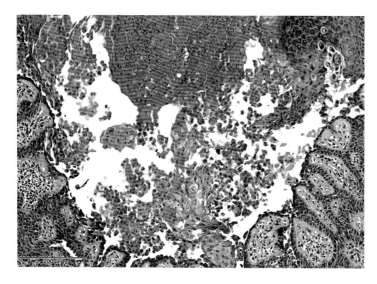

◀ 病理学特征：凹陷底部可见棘层松解细胞和角化不良细胞

| 临床要点 |

▶ 疣状角化不良瘤是一种罕见的皮肤良性肿瘤。

▶ 多见于中老年人。

▶ 好发部位为头颈部，偶见于躯干和四肢，也可见于甲下、口腔黏膜及外阴黏膜。

▶ 临床表现为疣状肤色或红棕色丘疹或结节，常为单发，偶可多发，质地较硬，常伴结痂，中央孔可含角栓，生长缓慢。

▶ 多无自觉症状，部分患者可伴瘙痒或灼痛。

▶ 组织病理学：可分为杯状型、囊肿型和结节型，以杯状型最为多见。毛囊漏斗部向下呈杯状扩张形成囊腔，腔内充满角质物，表面可有角化不全。囊壁棘细胞上层及颗粒层可见棘层松解细胞及角化不良细胞，基底层上绒毛形成。下方真皮可见淋巴细胞为主的炎症细胞浸润。

▶ 病理上需要与毛囊角化病、家族性角化不良性粉刺及暂时性棘层松解性皮病（Grover病）鉴别。

（北京医院皮肤科　孙凯律　常建民）

大细胞棘皮瘤
Large cell acanthoma

| **临床资料** |

◎ 患者，男性，11岁。

◎ 右前胸皮疹1年。

◎ 患者1年前无明显诱因右前胸发现一绿豆大小的浅褐色丘疹，略隆起，边界清楚，表面粗糙，无自觉症状，缓慢增大，曾两次破溃出血。

◎ 既往体健，系统检查无异常。

◎ 皮肤科检查：右侧前胸部可见一绿豆大小浅褐色丘疹，略隆起，边界清楚，表面粗糙，上覆少量鳞屑。

◎ 病理学检查：表皮角化过度，角化不全，棘层肥厚，表皮突融合，表皮内可见成巢分布的瘤细胞。瘤细胞较周围正常角质形成细胞体积明显增大，胞质丰富，核深染，排列紊乱。基底细胞层基本正常。

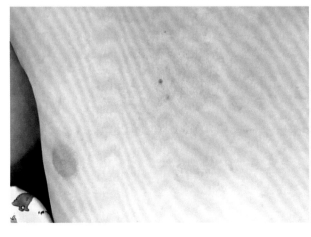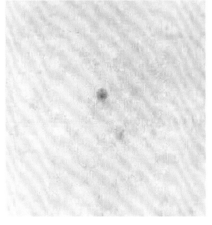

▲ 临床特征：右胸部可见一绿豆大小的浅褐色丘疹，边界清楚，略隆起，表面粗糙，上覆少量鳞屑

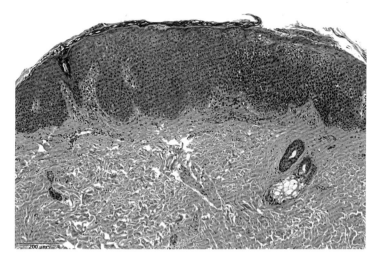

◀病理学特征：表皮角化过度，角化不全，棘层肥厚，表皮突融合，表皮内可见成巢分布的瘤细胞。真皮浅层可见少量淋巴细胞浸润

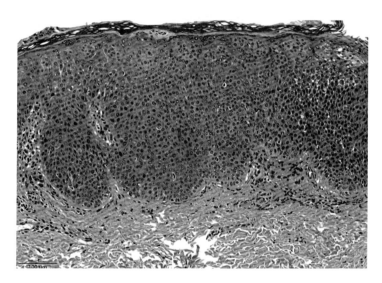

◀病理学特征：表皮角化过度，角化不全，棘层肥厚，表皮突融合，表皮内可见成巢分布的瘤细胞，瘤细胞较周围正常角质形成细胞体积明显增大，排列紊乱。真皮浅层可见散在淋巴细胞浸润

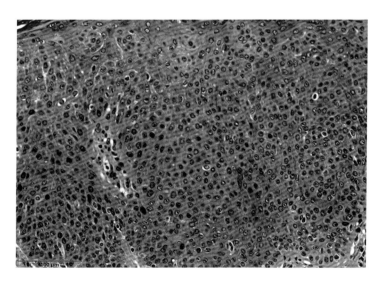

◀病理学特征：瘤细胞较周围正常角质形成细胞体积明显增大，胞质丰富，胞核增大，核深染

| 临床要点 |

▶ 大细胞棘皮瘤的确切性质尚不清楚，有人认为是独立疾病，也有人认为是光线性角化病、鲍恩病或日光性黑子的亚型。

▶ 多见于中老年。

▶ 好发部位为曝光部位，如头面部及四肢。

▶ 临床表现为孤立的丘疹或斑块，常为单发，偶可多发，表面轻度角化，可有鳞屑，边界清楚，略隆起，可为深褐色、浅褐色，也可为无色。

▶ 无自觉症状。

▶ 组织病理学：表皮角化过度，颗粒层增厚，棘层肥厚，可见一边界清楚的区域。瘤细胞约为正常角质形成细胞的2倍大，呈散在分布，胞核亦增大，染色稍深，排列紊乱。基底层内色素常增加。

▶ 临床上需与脂溢性角化病、日光性角化病及日光性雀斑样痣鉴别。

（北京市仁和医院皮肤科　吴昊　高静雯）

病例 49 炎性线状疣状表皮痣
Inflammatory linear verrucous epidermal nevus

| 临床资料 |

◎ 患者，女性，35岁。

◎ 外阴瘙痒20余年，加重1年余。

◎ 患者20余年前无明显诱因右侧大阴唇出现瘙痒性红色皮疹，多次诊断为"神经性皮炎""湿疹"，应用多种药物治疗，疗效不佳。近1年余瘙痒加剧，影响睡眠。

◎ 既往体健，系统检查无异常。

◎ 皮肤科检查：右侧大阴唇可见带状分布的暗红色斑块，部分呈苔藓样改变，覆少量白色鳞屑，斑块周围散在红色丘疹。

◎ 病理学检查：表皮角化过度，间隔性角化不全，角化不全下方颗粒层减少或消失，棘层肥厚呈杵状增生。真皮乳头层毛细血管扩张，真皮浅层淋巴细胞浸润。

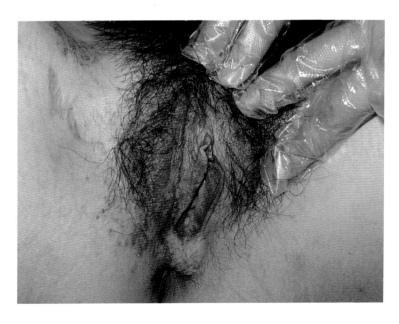

◀ 临床特征：右侧大阴唇可见带状分布的暗红色斑块，部分呈苔藓样改变，覆少量白色鳞屑，斑块周围散在红色丘疹

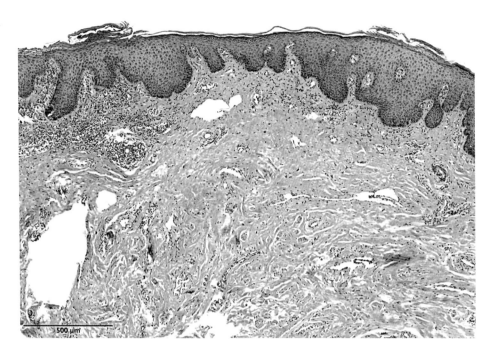

▲ 病理学特征：表皮角化过度，间隔性角化不全，角化不全下方颗粒层减少或消失，棘层肥厚呈杵状增生。真皮乳头层毛细血管扩张，真皮浅层淋巴细胞浸润

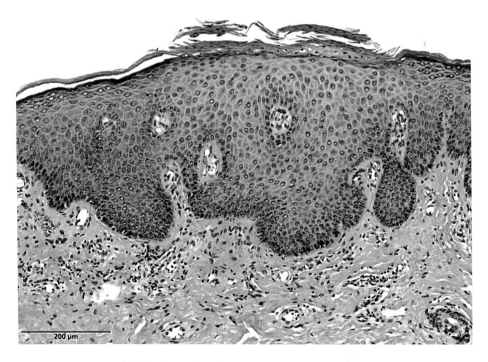

▲ 病理学特征：表皮角化过度，角化不全，下方颗粒层消失，棘层肥厚呈杵状增生。真皮乳头层毛细血管扩张，真皮浅层淋巴细胞浸润

｜ 临床要点 ｜

▶ 炎性线状疣状表皮痣为表皮痣的一种特殊类型。

▶ 多见于婴儿及儿童，多在5岁前发病，女性多见，男女比例为1∶4。

▶ 好发部位为下肢，单侧为主。

▶ 临床表现为沿皮纹分布的鳞屑性红色丘疹、斑块，常伴苔藓样变。

▶ 瘙痒剧烈。

▶ 组织病理学：境界清楚、交替出现的角化不全和角化过度，角化不全下方颗粒层消失，棘层增厚，真皮内慢性炎症细胞浸润。

（北京医院皮肤科　高小曼　常建民）

病例 50 皮肤淋巴上皮瘤样癌
Lymphoepithelioma-like carcinoma of the skin

| 临床资料 |

◎ 患者，男性，26岁。

◎ 头顶部淡红色角化性结节5个月。

◎ 患者5个月前无意中发现头颈部丘疹，约绿豆大小，未诊治，皮损逐渐增大至蚕豆大小，无明显自觉症状。

◎ 既往体健，系统检查无异常。

◎ 皮肤科检查：头顶部可见一孤立的蚕豆大小结节，表面粗糙，边界清楚。触之坚实，无压痛。

◎ 实验室检查：无明显异常。

◎ 病理学检查：表皮假上皮瘤样增生，细胞异型性明显。真皮全层至皮下脂肪浅层可见境界清楚的肿瘤团块。低倍镜下呈"淋巴滤泡样"外观，中央为淡染的上皮细胞，周边可见较多淋巴细胞浸润。

◎ 免疫组化：上皮细胞CK（+）。

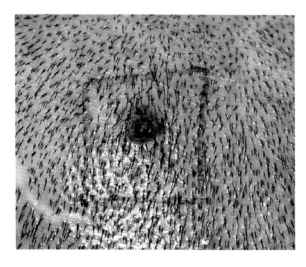

◀临床特征：头顶部可见一孤立的蚕豆大小结节，表面粗糙，边界清楚

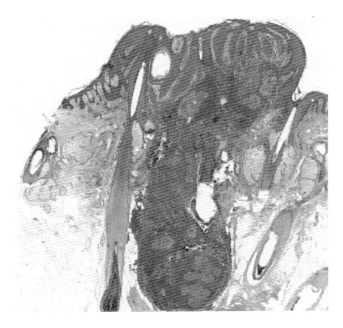

◀病理学特征：表皮假上皮瘤样增生。真皮全层至皮下脂肪浅层可见境界清楚的肿瘤团块，呈"淋巴滤泡样"外观

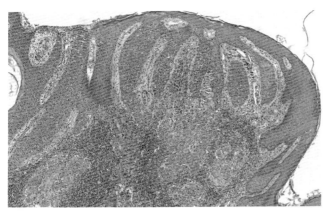

◀病理学特征：表皮假上皮瘤样增生，细胞异型性明显。真皮浅层可见境界清楚的上皮细胞形成的肿瘤团块，周边淋巴细胞浸润

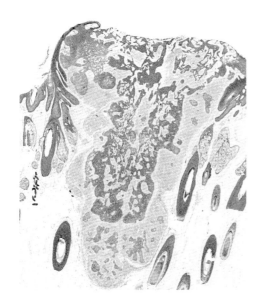

◀免疫组化：上皮细胞CK（＋）

| 临床要点 |

► 淋巴上皮瘤样癌可以发生于多个脏器，如乳腺、肺、肝、消化道、泌尿道。

► 1988年，Swanson首次报道淋巴上皮瘤样癌累及皮肤。

► 肿瘤来源有争议，一般认为是表皮来源，也有学者认为来源于附属器。

► 多见于50岁以上的老年人，无性别差异。

► 好发部位为头颈部，躯干、肢端也可受累。

► 临床表现为丘疹、结节或斑块。

► 组织病理学：真皮及皮下组织可见分叶状、境界清楚的肿瘤团块，不与表皮相连，由聚集成大团的上皮样细胞组成，排列成分叶状、巢状或索条状，肿瘤周围常有致密的混合淋巴细胞浸润。

► 免疫组化：广谱CK（＋），P63（＋）。

（西安交通大学第二附属医院皮肤科　安全刚　耿松梅）

Pinkus 纤维上皮瘤
Fibroepithelioma of Pinkus

| 临床资料 |

◎ 患者，女性，61岁。

◎ 右侧腹股沟斑块2月余。

◎ 患者2月余前无明显诱因发现右侧腹股沟区一绿豆大小黑褐色斑块，无自觉症状。

◎ 既往史：肌炎病史5年。

◎ 皮肤科检查：右侧腹股沟区可见一大小为0.8 cm×1.2 cm的黑褐色斑块，边界清楚，形状不规则，质地中等，表面粗糙呈乳头瘤状，伴少许鳞屑，无溃破、渗出。

◎ 实验室检查：无明显异常。

◎ 病理学检查：表皮轻度萎缩，真皮内可见基底样细胞呈条索状自表皮多位点向真皮内延伸，部分吻合成网状，嵌入纤维基质中。肿瘤细胞嗜碱性，核大而深染，条索周边细胞呈栅栏状排列，部分视野可见收缩间隙。伴胶原纤维增生及黏液沉积。

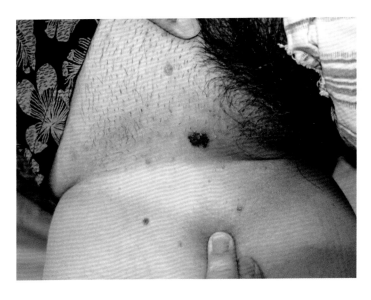

◀ 临床特征：右侧腹股沟区可见一大小为0.8 cm×1.2 cm的黑褐色斑块，边界清楚，形状不规则，表面粗糙呈乳头瘤状，伴少许鳞屑，无溃破、渗出

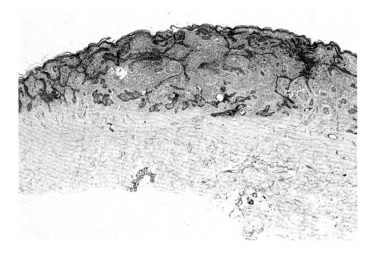

◀ 病理学特征：表皮轻度萎缩，嗜碱性肿瘤细胞呈条索状自表皮多位点向真皮内延伸，部分融合成网状。伴胶原纤维增生及黏液沉积

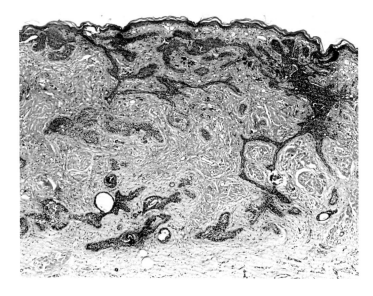

◀ 病理学特征：表皮轻度萎缩，真皮内可见基底样细胞呈条索状自表皮向真皮内延伸，部分吻合成网状，嵌入纤维基质中，部分视野可见收缩间隙

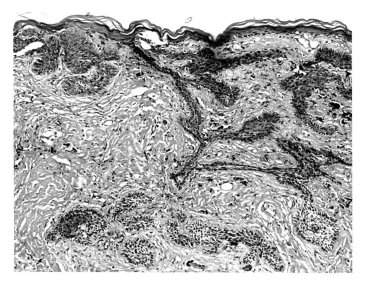

◀ 病理学特征：表皮轻度萎缩，真皮内可见基底样细胞呈条索状自表皮向真皮内延伸，部分吻合成网状，嵌入纤维基质中。肿瘤细胞嗜碱性，核大而深染，条索周边细胞呈栅栏状排列

｜ 临床要点 ｜

► Pinkus纤维上皮瘤由Pinkus于1953年首次描述。

► 可能与基底细胞癌、毛发上皮瘤、毛母细胞瘤相关，多发Pinkus纤维上皮瘤可能与放疗病史相关。

► 好发于50岁以上成人。

► 以非曝光部位多见，好发部位为背部及腰骶部。

► 临床表现为单发或多发的肤色至红褐色丘疹、斑块或结节，少数可有蒂，呈息肉状，边界清楚，表面光滑，质地中等。

► 组织病理学：表皮萎缩，基底样细胞呈条索状自表皮多位点向真皮内延伸，相互吻合成网状，嵌入纤维基质中，形成特征性的"开窗"样结构。肿瘤细胞嗜碱性，核大而深染，胞质较少。有时可见原始毛乳头结构。

► 临床上需要与脂溢性角化病、黑素瘤、浅表型基底细胞癌、纤维瘤及乳头状瘤鉴别。

► 病理上需要与腺样型脂溢性角化病、毛囊漏斗部肿瘤及小汗腺汗管纤维腺瘤鉴别。

（华中科技大学同济医学院附属协和医院皮肤科　冶海花　黄长征）

病例 **52** ——————— 混合囊肿
Hybrid cyst

| 临床资料 |

◎ 患者，女性，53岁。

◎ 双眉间赘生物5年。

◎ 患者5年前无明显诱因双眉间出现一米粒大小丘疹，逐渐增大，无自觉症状。

◎ 既往体健，无外伤史，系统检查无异常。

◎ 皮肤科检查：双眉间偏右侧可见一绿豆大小的葫芦形赘生物。中央以一红色环状线分隔。远端呈白色，表面伴血管扩张；近端为肤色，基底无浸润。

◎ 实验室检查：无明显异常。

◎ 病理学检查：混合囊肿。囊肿的囊壁分为两部分：上半部分为表皮样囊肿的囊壁结构，下半部分为顶泌汗腺汗囊瘤样囊壁结构。HE染色下可在同一囊肿中观察到顶泌汗腺汗囊瘤囊壁向表皮样囊肿囊壁的突然变化。

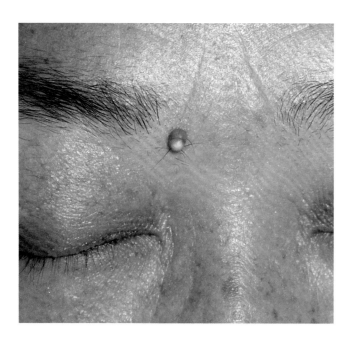

◀临床特征：双眉间可见绿豆大小的葫芦形赘生物，以红色环状线分为远近两部分。远端呈白色，表面伴血管扩张；近端为肤色，基底无浸润

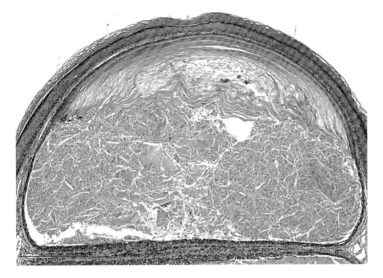

◀病理学特征：囊肿的囊壁分为两部分。上半部分为表皮样囊肿的囊壁结构，下半部分为顶泌汗腺汗囊瘤囊壁样结构

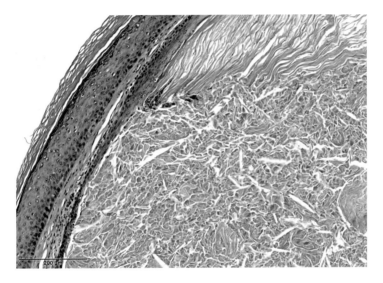

◀病理学特征：上半囊壁可见完整颗粒层，下半部分囊壁颗粒层消失，出现汗腺样细胞及顶浆分泌现象，二者之间存在明显界限。对应部位囊肿内容物存在清晰分界线

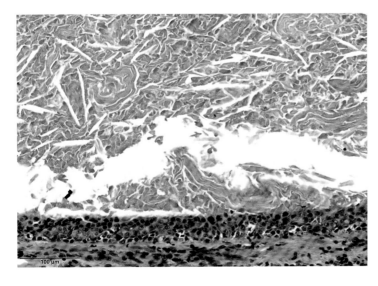

◀病理学特征：下半囊壁可见顶浆分泌现象，类似顶泌汗腺汗囊瘤特征

| 临床要点 |

▶ 混合囊肿又称毛囊混合性囊肿，用来描述具有两种囊壁的囊肿。

▶ 曾被认为与Gardner综合征相关。

▶ 可见于任何年龄，女性多见。

▶ 好发部位为头皮及面部，其次为乳头。

▶ 临床表现为囊性丘疹及小赘生物。

▶ 常无自觉症状。

▶ 少数可伴发疹性毳毛囊肿、脂囊瘤或催乳素瘤。

▶ 组织病理学：狭义概念认为同时具有表皮样囊肿囊壁与外毛根鞘囊肿囊壁的孤立性囊肿，两种囊壁间有明显的分界线才可诊断；但广义概念认为具有两种囊壁的囊肿均属于混合囊肿。多数病例囊壁由毛囊各部细胞衍生而来。

▶ 临床及病理上需要与其他多种类型的皮肤囊肿鉴别。

（北京医院皮肤科　邵雅昆　常建民）

阴茎中线囊肿
Median raphe cyst of the penis

| 临床资料 |

◎ 患者，男性，32岁。

◎ 阴茎肿物32年，无自觉症状。

◎ 患者自出生起发现阴茎一黄豆大小肿物，多年来皮疹逐渐增大至蚕豆大小，无自觉症状。

◎ 既往体健，系统检查无异常。

◎ 皮肤科检查：阴茎冠状沟腹侧可见一蚕豆大小肤色肿物，质软，活动度可，无触痛及压痛。

◎ 实验室检查：无明显异常。

◎ 病理学检查：未见表皮。真皮内可见一囊腔结构，囊壁为假复层柱状上皮，内容物为蓝色无定形物质。

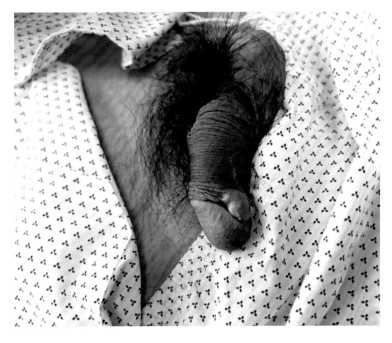

◀临床特征：阴茎冠状沟腹侧可见一蚕豆大小肤色肿物

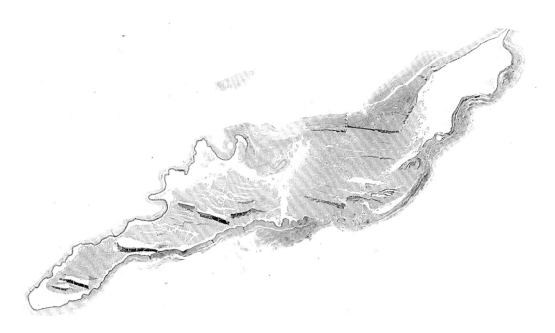

▲ 病理学特征：真皮内可见一囊腔结构，囊壁为假复层柱状上皮，内容物为蓝色无定形物质

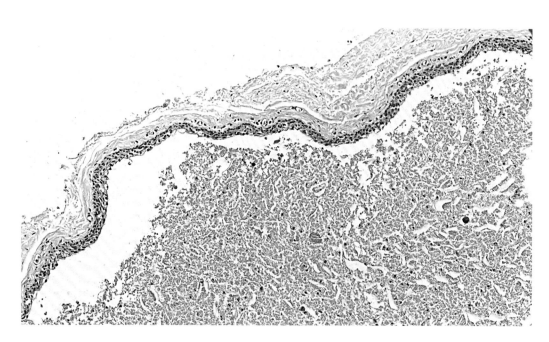

▲ 病理学特征：囊壁为假复层柱状上皮，内容物为蓝色无定形物质

│ 临床要点 │

▶ 阴茎中线囊肿系胚胎发育期尿道沟闭合异常、闭合部的胚胎残余所致，故囊壁可由内胚层、外胚层或黏液腺衍生形成，以上这些均为男性尿道的正常组成成分。

▶ 多见于青年男性。

▶ 好发部位为尿道外口到肛门间的任何部位，大多位于阴茎中缝腹侧，以龟头处最为常见。

▶ 临床表现为单个、肤色或半透明状囊性肿物，质软。

▶ 一般无自觉症状。

▶ 组织病理学：囊肿位于真皮内，与表皮不相连。真皮或皮下可见一至多个圆形、椭圆形或不规则形囊腔，囊壁衬以一至数层柱状上皮细胞或鳞状上皮细胞，偶见黏液样细胞及纤毛样细胞，内容物通常为蓝色无定形物质。

▶ 临床上需要与阴茎顶泌汗腺囊腺瘤鉴别。

（武汉市第一医院皮肤科　苏飞　陈柳青）

阴茎中线囊肿
Median raphe cyst of the penis

| 临床资料 |

◎ 患者，男性，23岁。

◎ 阴茎腹侧无痛性囊肿2月余。

◎ 患者2月余前无明显诱因阴茎腹侧出现一粟粒大小肤色囊肿，无自觉症状，未治疗，囊肿逐渐增大。

◎ 既往体健，无外伤史，系统检查无异常。

◎ 家族中无类似疾病史及遗传病病史。

◎ 皮肤科检查：外生殖器发育正常，阴茎腹侧可见一0.5 cm×0.3 cm肤色肿物突起于皮肤表面，边界清楚，未见糜烂及渗出，质软，活动度佳，与周围组织无粘连，无明显触痛及压痛。

◎ 实验室检查：无明显异常。

◎ 病理学检查：表皮大致正常。真皮内可见形态不一、与表皮不相连的中空囊腔，囊壁为层数不等的假复层柱状上皮，部分区域囊壁仅为单层细胞。

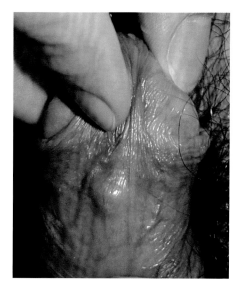

◀ 临床特征：阴茎腹侧可见一0.5 cm×0.3 cm肤色肿物，边界清楚

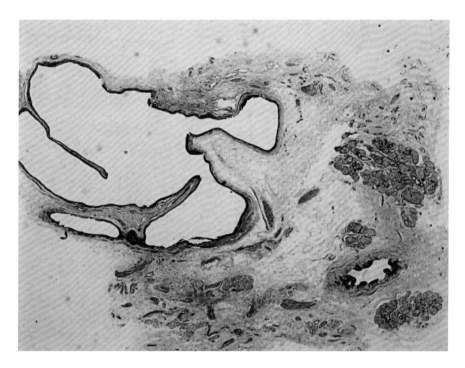

▲ 病理学特征：真皮内可见形态不一、与表皮不相连的中空囊腔

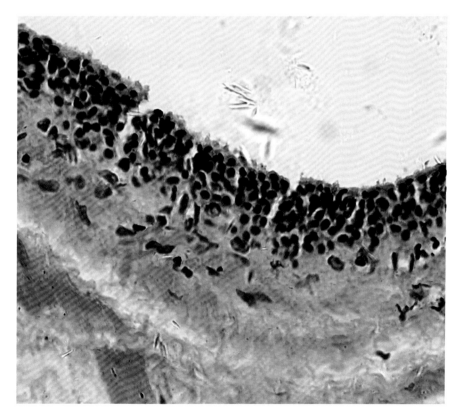

▲ 病理学特征：囊壁为层数不等的假复层柱状上皮

| 临床要点 |

▶ 阴茎中线囊肿为先天性发育异常所致。

▶ 多见于青年男性，发病年龄多在18～27岁。

▶ 好发部位常位于尿道口至肛门的腹侧，尤以龟头处最为常见。

▶ 临床表现为单个、肤色、直径数毫米的半球形囊性隆起，表面光滑，触之柔软而富有弹性，有时呈线状，可长达数厘米。

▶ 一般无自觉症状，少数患者在性交或排尿时可有疼痛。

▶ 组织病理学：表皮大致正常。真皮内可见与表皮不相连的中空囊腔，囊壁为层数不等的柱状或立方形上皮细胞，内衬表现多样。

▶ 临床上需要与阴茎顶泌汗腺囊腺瘤鉴别。

（厦门医学院附属第二医院　张瑾弛　纪明开）

病例 55 多发性黏液样囊肿
Multiple myxiod cyst

| 临床资料 |

◎ 患者，女性，44岁。

◎ 双手远端指间关节多发囊性肿物2年。

◎ 患者2年前无明显诱因双手第1~4指远端指间关节附近出现囊性肿物，逐渐增多，有压痛。1个月后上述指间关节相继肿胀，逐渐发生变形。双手遇冷水后疼痛加重。

◎ 既往体健，系统检查无异常。

◎ 皮肤科检查：双手第1~4指远端指间关节轻度肿胀、变形，均向尺侧弯曲，有压痛。受累关节伸侧可见2~3个约黄豆大小的囊性肿物，边界清楚，触之柔韧，压痛不明显。

◎ 实验室检查：红细胞沉降率、抗链球菌溶血素"O"试验、类风湿因子及CRP等均无异常。

◎ 影像学检查：X线片显示双手远端指间关节多有轻度破坏。

◎ 病理学检查：囊肿切开后，可见少许透明的黏液样物质流出。镜下可见角质层网篮状角化过度，真皮中下层可见较大较完整的囊腔，囊腔内可见少量微嗜碱性均质性物质，无明显囊壁，周围胶原纤维较致密，胶原纤维束间可见少许黏液样物质，成纤维细胞胞质较丰富。

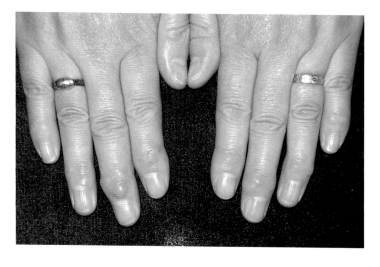

◀临床特征：双手第1~4指远端指间关节轻度肿胀、变形，均向尺侧弯曲。受累关节伸侧可见2~3个约黄豆大小质地柔韧的囊性肿物

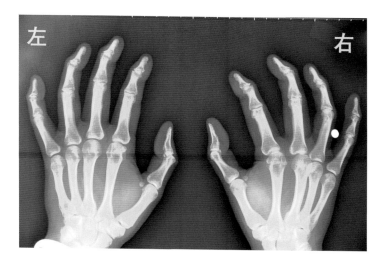

◀影像学检查：X线片显示双手远端指间关节多有轻度破坏

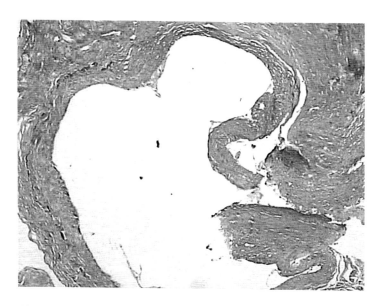

◀病理学特征：真皮中下层可见较大囊腔，内有微嗜碱性均质性物质，无明显囊壁，周围胶原纤维较致密

｜ 临床要点 ｜

▶ 黏液样囊肿又称指（趾）黏液样假性囊肿。

▶ 多见于中老年，亦可见于青年，女性多发。

▶ 好发部位为远端指间关节的伸面及侧面，手指多于足趾。

▶ 临床表现为半球形、肤色、半透明的囊形结节或疣样突起，多为单发，偶尔多发，质软或有波动感，表面光滑或轻度疣状，刺破后流出半透明的黏稠液体。

▶ 常无自觉症状，甲板下囊肿可有疼痛或触痛，临近的远端指间关节常发生关节炎。

▶ 组织病理学：真皮内可见无囊壁肿物，内含大量黏蛋白沉积，囊肿上部表皮可受压变平，形成环绕的领圈样结构。

（东北国际医院皮肤科　杨晶露　张士发）

甲下表皮囊肿
Subungual epidermal cyst

| 临床资料 |

◎ 患者，女性，29岁。

◎ 左环指甲下白色肿块5年。

◎ 患者5年前无明显诱因左环指甲下出现一针头大小白点，无自觉症状，未诊治。近1年白点逐渐增大至黄豆大小，局部受压时轻度疼痛。

◎ 既往体健，系统检查无异常。

◎ 皮肤科检查：左环指甲下可见一直径约0.3 cm的白色结节，指甲光滑无变形，轻压痛，末梢血供和感觉正常。

◎ 实验室检查：无明显异常。

◎ 皮肤镜检查：左环指指甲可见均匀的苍白区域。

◎ 病理学检查：真皮内可见单发性囊肿，囊壁为表皮样结构，有颗粒层，囊内充满角质物。

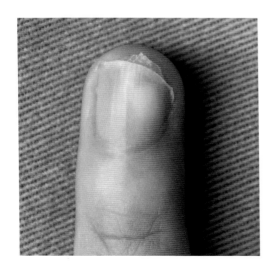

▲ 临床特征：左环指甲下可见一直径约0.3 cm的白色结节，指甲光滑无变形

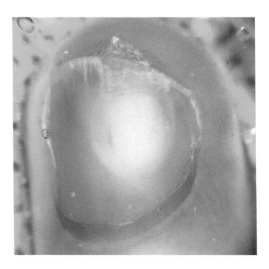

▲ 皮肤镜检查：左环指指甲可见均匀的苍白区域

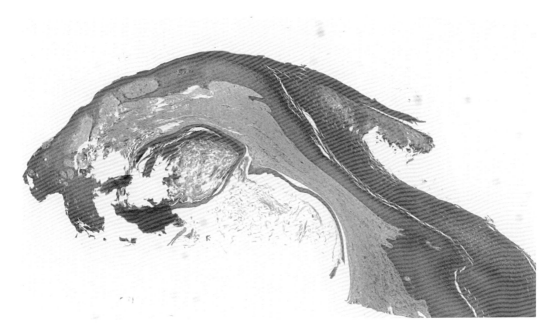

▲ 病理学特征：真皮内可见单发性囊肿

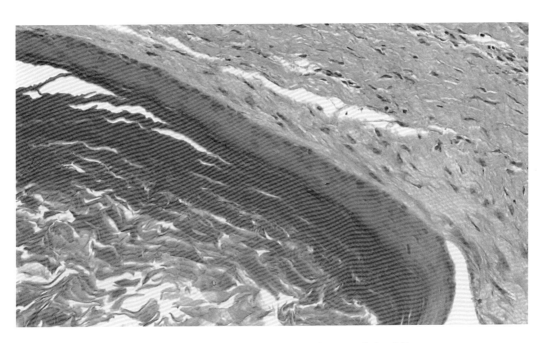

▲ 病理学特征：囊壁为表皮样结构，有颗粒层，囊内充满角质物

| 临床要点 |

► 甲下良性肿瘤由于表面有甲的覆盖，经常会改变肿瘤的临床表现和体征，造成诊断困难。

► 表皮囊肿是最常见的皮肤良性肿瘤，可为原发性，也可起源于破坏的毛囊结构或由外伤将表皮或附属器上皮植入真皮所引起（称为外伤性表皮囊肿）。

► 好发部位为头皮、面颈部、躯干及臀部，位于甲下者极少见。

► 组织病理学：囊肿位于真皮内，囊壁上皮与表皮组织或毛囊漏斗部上皮相似，囊内充满角质。

► 临床上需要与甲下血管球瘤、甲下外生性骨疣鉴别。

（浙江大学医学院附属第一医院北仑分院皮肤科　王松挺　斯子翔　赵红磊，
浙江大学医学院附属第一医院皮肤科　乔建军）

水疱型毛母质瘤
Bullous pilomatricoma

| 临床资料 |

◎ 患者，女性，11岁。

◎ 左上臂水疱样肿物1年。

◎ 患者1年前无明显诱因左上臂屈侧出现一粟粒大小的红色丘疹，后逐渐增大至鹌鹑蛋大小，呈水疱样外观，无自觉症状。

◎ 既往体健，无外伤史，系统检查无异常。

◎ 皮肤科检查：左上臂屈侧可见一2.5 cm×3 cm×1.5 cm大小的半球形、淡红色水疱样肿物，表面光滑，质软，无压痛。

◎ 实验室检查：无明显异常。

◎ 病理学检查：表皮大致正常。真皮内可见由影细胞、过渡细胞及嗜碱性细胞组成的肿瘤团块，边界清楚，周边胶原纤维稀疏，可见淋巴细胞和多核巨细胞浸润。

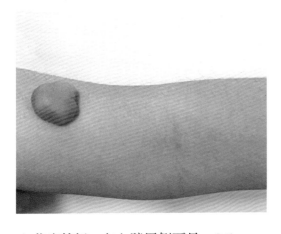

▲ 临床特征：左上臂屈侧可见一2.5 cm×3 cm×1.5 cm大小的半球形、淡红色的水疱样肿物

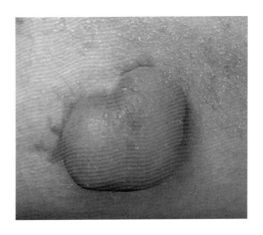

▲ 临床特征：肿物淡红色，半球形，呈水疱样

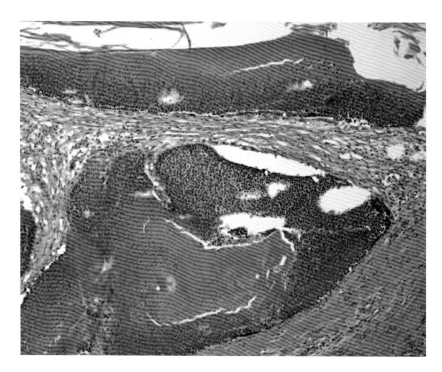

▲ 病理学特征：表皮大致正常。真皮内可见由影细胞、过渡细胞及嗜碱性细胞组成的肿瘤团块，边界清楚，周边胶原纤维稀疏

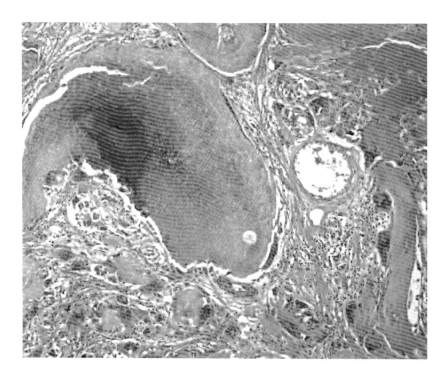

▲ 病理学特征：肿瘤团块由影细胞、过渡细胞及嗜碱性细胞组成，边界清楚，周围可见淋巴细胞和多核巨细胞浸润

| 临床要点 |

▶ 水疱型毛母质瘤是毛母质瘤的一种特殊类型。

▶ 多见于儿童及50岁以上的成人。

▶ 好发部位为上肢、肩部等易摩擦部位。

▶ 临床表现为呈水疱样外观的红色肿物。

▶ 组织病理学：真皮中、下部由嗜碱性细胞、过渡细胞和影细胞形成边界清楚的肿瘤团块，真皮浅层可见淋巴水肿、淋巴管扩张或真皮内胶原纤维稀疏分布，周围可见多核巨细胞浸润。

▶ 临床上需要与毛母细胞瘤、大疱型扁平苔藓及血管瘤鉴别。

▶ 病理上需要与漏斗部囊肿、毛发上皮瘤及结缔组织增生性毛发上皮瘤鉴别。

（南平市疾病预防控制中心皮肤科　余敏，
厦门医学院附属第二医院皮肤科　纪明开）

病例 58 皮脂腺瘤
Sebaceoma

| 临床资料 |

◎ 患者，男性，88岁。

◎ 右大腿屈侧皮肤肿物3年。

◎ 患者3年前无明显诱因右大腿屈侧出现红色丘疹，无明显自觉症状，皮疹逐渐增大，表面间断有渗出、糜烂。

◎ 既往患高血压，系统检查无异常。

◎ 皮肤科检查：右大腿屈侧可见一直径约2 cm的红色外生性肿物，边界清楚，部分表面有糜烂、湿润。

◎ 实验室检查：无明显异常。

◎ 病理学检查：真皮内可见边界清楚的肿瘤细胞团块，与表皮相连。肿瘤细胞由基底样细胞、成熟的皮脂腺细胞组成，可见皮脂腺囊腔。

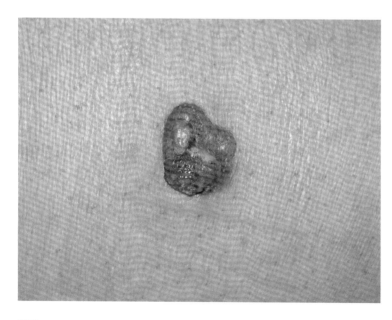

◀临床特征：右大腿屈侧可见一直径约2 cm的红色外生性肿物，表面可见糜烂

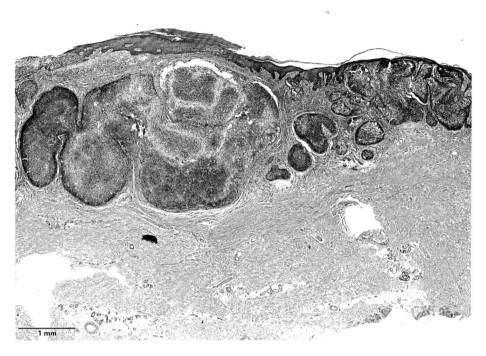

▲ 病理学特征：真皮内可见边界清楚的肿瘤细胞团块，与表皮相连

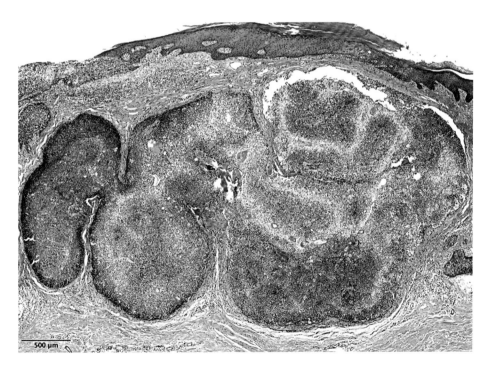

▲ 病理学特征：真皮内可见边界清楚的肿瘤细胞团块。肿瘤细胞由基底样
细胞、成熟的皮脂腺细胞组成，可见皮脂腺囊腔

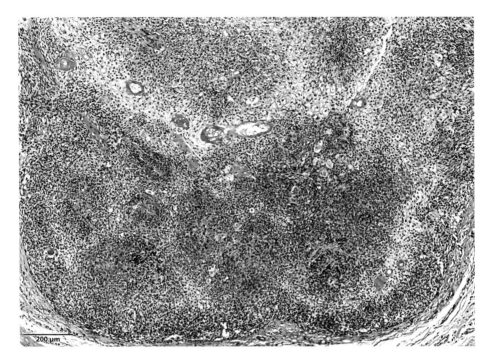

▲ 病理学特征：肿瘤细胞由基底样细胞、成熟的皮脂腺细胞组成，可见皮脂腺囊腔

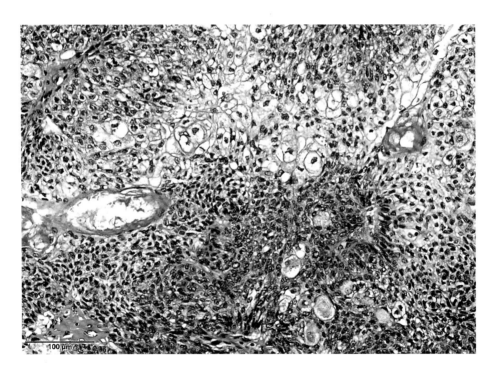

▲ 病理学特征：肿瘤细胞由基底样细胞、成熟的皮脂腺细胞组成，可见皮脂腺囊腔

| 临床要点 |

▶ 皮脂腺瘤的性质有争议，有人认为它是一个独立的疾病，也有人认为它是皮脂腺腺瘤的异型，还有人认为它就是向皮脂腺分化的基底细胞癌的同义词。

▶ 有人把病理上基底样细胞比例<50%者称为皮脂腺腺瘤，基底样细胞比例>50%者称为皮脂腺瘤。

▶ 多见于老年人。

▶ 好发部位为面部和头皮。

▶ 临床表现为黄色至橙色或肉色的丘疹、结节、肿瘤，多单发，偶多发。

▶ 组织病理学：肿瘤细胞团块由基底样细胞、成熟的皮脂腺细胞组成，一般不形成皮脂腺小叶样的结构，周边也没有栅栏状排列或收缩间隙。肿瘤团块内可见皮脂腺导管或囊腔形成。

（北京医院皮肤科　张秋鹏　常建民）

汗孔瘤
Poroma

| 临床资料 |

◎ 患者，女性，87岁。

◎ 右侧下腹部皮肤肿物3年。

◎ 患者3年前无明显诱因右侧下腹部出现一米粒大小的红色丘疹，逐渐增大，并增多至2个，无自觉症状。

◎ 既往体健，系统检查无异常。

◎ 皮肤科检查：右侧下腹部可见一1.5 cm×3 cm大小的红色斑块，表面粗糙，凹凸不平，少量结痂，边界清楚；下方可见一2.5 cm×3 cm大小的红色类圆形隆起性肿物，表面较光滑、湿润，边界清楚。

◎ 病理学检查：肿瘤细胞巢与表皮相连，呈条索状、团块状向真皮内扩展延伸。肿瘤细胞团块与正常表皮界限清晰，瘤细胞呈小立方形，体积形态较一致，瘤细胞核圆、嗜碱性。局部细胞巢可见囊腔样结构。

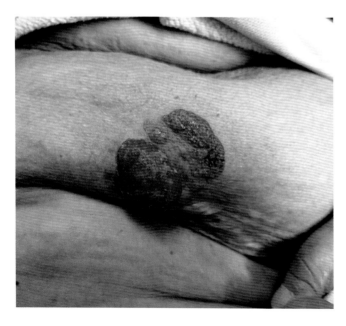

◀临床特征：右侧下腹部可见红色斑块、肿物，表面湿润，有结痂

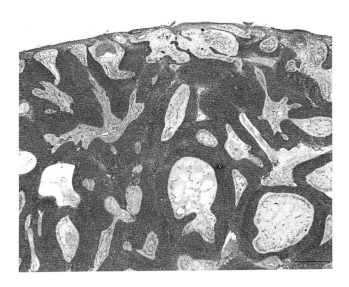

◀病理学特征：肿瘤细胞巢
与表皮相连，呈条索状、团
块状向真皮内扩展延伸

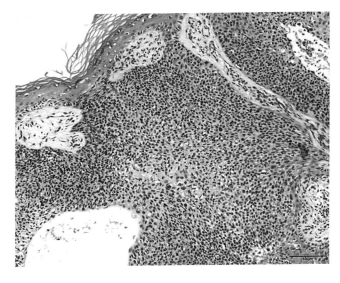

◀病理学特征：肿瘤细胞团
块与正常表皮界限清楚

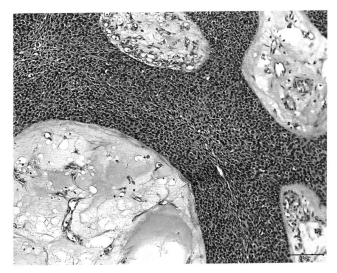

◀病理学特征：瘤细胞呈小
立方形，有嗜碱性圆形细胞
核，肿瘤细胞团块内可见囊
腔样结构

| 临床要点 |

▶ 汗孔瘤又称小汗腺汗孔瘤，是一种良性的皮肤附属器肿瘤，约占汗腺肿瘤的10%。

▶ 多见于中老年，男女发病率相等。

▶ 好发部位为富含小汗腺的部位，掌跖部多见，也可发生于头颈、躯干、四肢及会阴等部位。

▶ 临床表现为皮色、红色或紫红色的丘疹、斑块、结节或肿块，多为单发，通常表面光滑，可结痂或糜烂。

▶ 常无自觉症状，仅少数伴瘙痒或疼痛。

▶ 组织病理学：肿瘤发生于表皮，呈条索状向下延展进入真皮，肿瘤与正常表皮之间界限清晰。肿瘤细胞较鳞状细胞小，呈立方形，有深嗜碱性圆形胞核。肿瘤细胞团块中可见较多导管样或囊腔样结构。

（云南大学附属医院皮肤科　郑博文　阮光洪）

单纯性汗腺棘皮瘤
Hidroacanthoma simplex

| 临床资料 |

◎ 患者，男性，64岁。

◎ 左腰部紫红色斑块10年。

◎ 患者10年前无明显诱因左腰部出现紫红色斑片，无自觉症状，近年来渐增大，轻微凸起形成斑块，表面少许鳞屑，无渗出、破溃。

◎ 既往患高血压、2型糖尿病，系统检查无异常。

◎ 皮肤科检查：左腰部可见一20 cm×14 cm大小的紫红色斑块，边界清楚，表面不规则凸起呈颗粒状，散在附着细小片状鳞屑，无破溃。

◎ 实验室检查：无明显异常。

◎ 病理学检查：表皮角化过度，棘层不规则增生，表皮内可见由大小均匀一致的肿瘤细胞组成的肿瘤团块，界限清楚；肿瘤细胞呈立方形或卵圆形，无异型性；团块中可见衬以嗜酸性角质膜的汗腺导管腔，局部管腔内有嗜酸性分泌物。真皮浅层血管周围可见少量炎症细胞浸润。

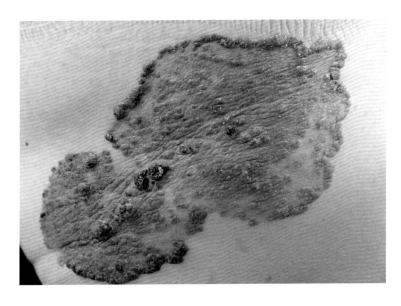

◀临床特征：左腰部可见一20 cm×14 cm大小的紫红色斑块，边界清楚，表面不规则凸起呈颗粒状，散在附着细小片状鳞屑，无破溃

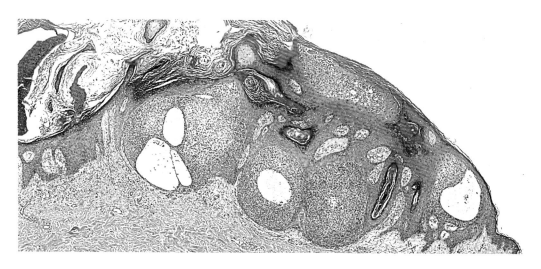

▲ 病理学特征：表皮角化过度，棘层不规则增厚，表皮内可见成团的、界限清楚的肿瘤细胞团块。真皮浅层血管周围可见少量炎症细胞浸润

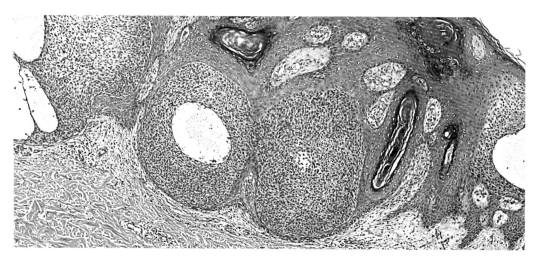

▲ 病理学特征：肿瘤细胞团块内可见衬以嗜酸性角质膜的导管腔，部分管腔内有嗜酸性分泌物，肿瘤细胞呈圆形或立方形，大小一致，排列均匀，与周围角质形成细胞界限清楚

｜ 临床要点 ｜

▶ 单纯性汗腺棘皮瘤是一种表皮内良性肿瘤，起源于末端汗管，又称为表皮内小汗腺汗孔瘤。

▶ 多见于老年人。

▶ 好发部位为肢体远端，也可发生于躯干。

▶ 临床表现为单个角化性紫红色至暗褐色斑块，大小不一。

▶ 组织病理学：表皮内可见境界清楚的肿瘤细胞团块，由大小均匀一致的肿瘤细胞组成，细胞呈立方形或圆形，无明显异型性，可有细胞间桥和导管形成，团块内常可见到衬以嗜酸性角质膜的导管腔。

▶ 临床及病理上需要与浅表型基底细胞癌、鲍恩病及克隆型脂溢性角化病鉴别。

（河北医科大学第四医院皮肤科　杜明　王文氢　高顺强）

粟丘疹样汗管瘤
Milium-like syringoma

| 临床资料 |

◎ 患者，女性，64岁。

◎ 外阴多发肤色丘疹1年。

◎ 患者1年前无明显诱因双侧大阴唇出现多发肤色丘疹，伴轻度瘙痒，渐增多，曾外用糖皮质激素治疗，无明显消退。

◎ 既往子宫切除术后，系统检查无异常。

◎ 皮肤科检查：双侧大阴唇可见多发粟粒大小的肤色丘疹，部分丘疹表面有蜡样光泽，不融合，质坚实。

◎ 实验室检查：无明显异常。

◎ 病理学检查：表皮轻度角化过度，棘层轻度肥厚。真皮浅层可见数个角囊肿，其下可见大小不一的嗜碱性导管、囊腔及条索结构，细胞条索呈蝌蚪状或逗点状，导管和囊腔均由两层上皮组成，腔内为嗜酸性无定形物。

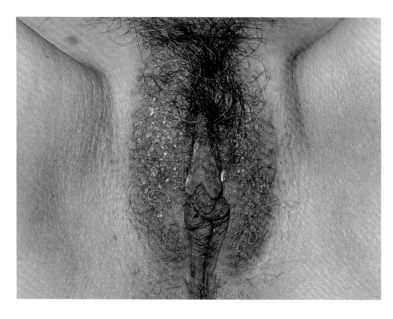

◀临床特征：双侧大阴唇可见多发粟粒大小的肤色丘疹，部分丘疹表面有蜡样光泽，不融合

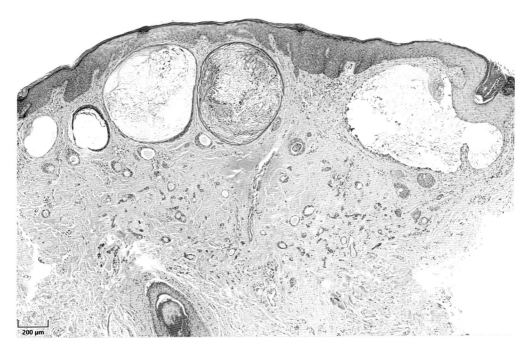

▲ 病理学特征：表皮轻度角化过度，棘层轻度肥厚。真皮浅层可见数个角囊肿，其下可见大小不一的嗜碱性导管、囊腔及条索结构

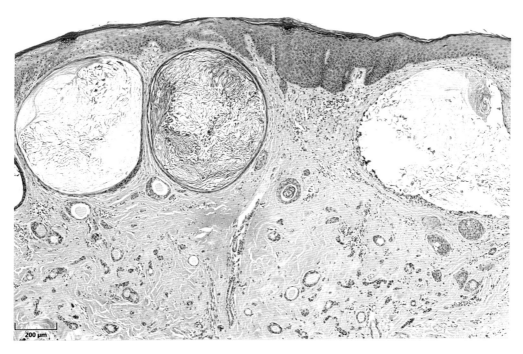

▲ 病理学特征：真皮浅层可见3个角囊肿，其下可见大小不一的导管、管腔及条索结构，细胞条索呈蝌蚪状或逗点状，导管和囊腔均由两层上皮组成，腔内为嗜酸性无定形物

| 临床要点 |

▶ 粟丘疹样汗管瘤临床少见，发病机制尚不明确。

▶ 粟丘疹样皮损可能来源于具有角化能力的汗管瘤管腔，是具有向小汗腺导管分化的汗管瘤的一部分，并非二者的合并；也可能为汗管瘤浅表部位的导管腔由于导管的堵塞而扩张，引起角质积聚，形成类似粟丘疹的皮损。

▶ 好发部位为眼周，外阴也可出现，甚至可在颈部、胸腹及四肢表现为发疹型。

▶ 临床表现为坚实的、小的、珍珠样丘疹，类似粟丘疹表现。

▶ 常无自觉症状，发生于外阴者常有瘙痒。

▶ 组织病理学：典型汗管瘤表现结合真皮浅层角化性囊腔。汗管瘤表现为真皮浅层内嗜碱性的上皮条索、导管和小的囊腔，细胞条索呈蝌蚪状或逗点状，导管和囊腔均由两层上皮组成。

（北京医院皮肤科　陈珊珊　常建民，
陈珊珊现供职于北京市垂杨柳医院皮肤科）

乳头状汗腺腺瘤
Hidradenoma papilliferum

| 临床资料 |

◎ 患者，女性，53岁。

◎ 外阴淡红色结节半年。

◎ 患者半年前无明显诱因右侧外阴出现淡红色结节，约黄豆大小，无痛痒，平时注意局部清洁卫生后，结节可缩小，未予治疗。

◎ 既往体健，系统检查无异常。

◎ 皮肤科检查：右侧外阴阴蒂系带旁可见孤立性单发淡红色结节，表面发红呈肉芽状隆起，约0.5 cm×0.5 cm大小，质韧。

◎ 实验室检查：无明显异常。

◎ 病理学检查：肿瘤位于真皮内，呈单发的结节，境界清楚无包膜，与表皮不相连，在整体上呈迷宫样模式，瘤体内有较多乳头状结构向囊腔内突起，内衬一层柱状细胞，可见顶浆分泌。

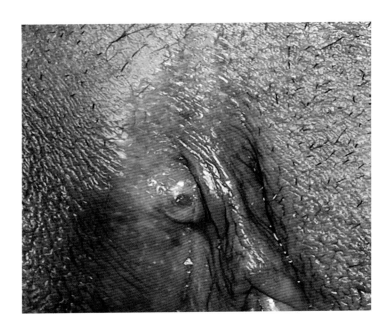

◀临床特征：右侧外阴阴蒂系带旁可见孤立性单发淡红色结节，表面发红呈肉芽状隆起

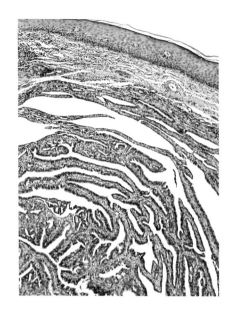

◀病理学特征：肿瘤位于真皮内，呈单发的结节，境界清楚无包膜，与表皮不相连，在整体上呈迷宫样模式

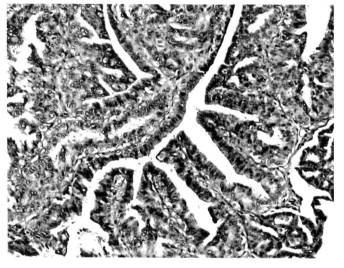

◀病理学特征：瘤体内有较多乳头状结构向囊腔内突起

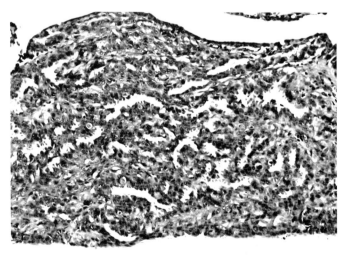

◀病理学特征：内衬一层柱状细胞，可见顶浆分泌

｜ 临床要点 ｜

▶ 乳头状汗腺腺瘤是累及肛门外生殖器乳腺样腺体最常见的良性肿瘤。从概念上讲，与乳腺导管内乳头状瘤相对应。

▶ 多见于中老年女性。

▶ 好发部位为大阴唇、会阴及肛周。

▶ 临床表现为单发半球状肿物，稍隆起，直径1～2 cm，坚实或囊性，可有脐凹或溃疡形成。

▶ 常无自觉症状。

▶ 组织病理学：肿瘤位于真皮内，呈结节状，可与表皮相连，境界清楚，可有假包膜，瘤体内有较多乳头状结构向囊腔内突起，常内衬一层柱状上皮细胞，可见顶浆分泌。有时外有一层立方形肌上皮细胞，有时间质中可见少量淋巴细胞及浆细胞浸润。

（西藏自治区人民医院　扎珍　张犇[*]）

[*]中国医学科学院皮肤病医院援藏

管状顶泌汗腺腺瘤
Tubular apocrine adenoma

| 临床资料 |

◎ 患者，女性，40岁。

◎ 外阴肤色丘疹2年余，偶有疼痛。

◎ 患者2年余前无明显诱因发现右侧唇间沟上方一孤立性淡红色丘疹，偶有疼痛，就诊于妇科，诊断为"疖"，予外用"抗生素软膏"治疗后皮疹未见明显好转。

◎ 既往体健，系统检查无异常。

◎ 皮肤科检查：右侧唇间沟上方可见一直径约0.5 cm的淡红色丘疹，质韧，无蒂，表面光滑，未见破溃及出血，伴轻压痛。

◎ 实验室检查：无明显异常。

◎ 病理学检查：表皮大致正常。真皮内可见境界清楚的肿瘤团块，由大小不一的不规则导管状结构组成。导管管壁多由两层细胞构成，外层细胞为立方形或扁平状，内层细胞呈柱状，可见顶浆分泌，细胞无明显异型性。

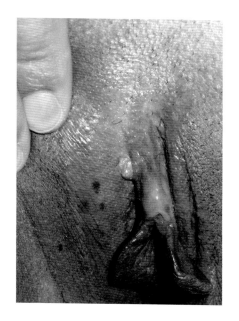

◀临床特征：右侧唇间沟上方可见一直径约0.5 cm的淡红色丘疹，无蒂，表面光滑，未见破溃及出血

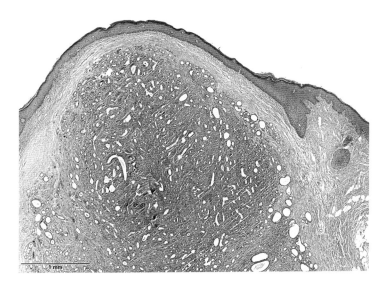

◀病理学特征：真皮内可见境界清楚的肿瘤团块，由大小不一的不规则导管状结构组成

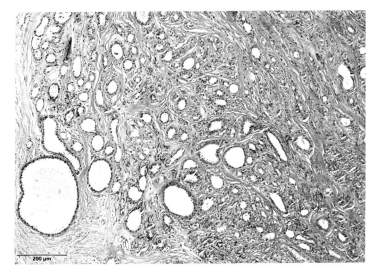

◀病理学特征：导管管壁多由两层细胞构成，外层细胞为立方形或扁平状，内层细胞呈柱状，可见顶浆分泌，细胞无明显异型性

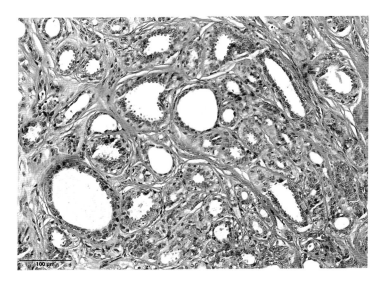

◀病理学特征：导管管壁多由两层细胞构成，外层细胞为立方形或扁平状，内层细胞呈柱状，可见顶浆分泌

| 临床要点 |

▶ 管状顶泌汗腺腺瘤为顶泌汗腺来源的良性肿瘤。

▶ 多见于女性。

▶ 好发部位为头皮，亦可发生于面部、腋部、小腿和外生殖器等部位。

▶ 头皮损害常并发皮脂腺痣或乳头状汗管囊腺瘤。

▶ 临床表现为直径1～2 cm的结节或有蒂损害，境界清楚，表面光滑。

▶ 无自觉症状。

▶ 组织病理学：真皮或皮下组织内可见肿瘤团块，呈分叶状，由许多形态不规则的管状结构构成。管腔多由两层细胞构成，外层细胞呈立方形或扁平状，内层细胞呈柱状，有些部位管腔内可见顶浆分泌，有些腔内可见细胞碎片。间质内可见淋巴细胞及浆细胞浸润，肿瘤之间及其下方可见顶泌汗腺导管扩张。

▶ 免疫组化：管腔内层细胞CEA（＋）、EMA（＋），HMFG-1、GCDFP-15有时（＋），外层肌上皮细胞SMA（＋）、S100（＋）。

▶ 病理上需要与乳头状汗管囊腺瘤、乳头状外泌汗腺腺瘤鉴别。

（北京医院皮肤科　殷玥　常建民）

病例 **64** 管状顶泌汗腺腺瘤
Tubular apocrine adenoma

| 临床资料 |

◎ 患者，男性，55岁。

◎ 左大腿结节20余年。

◎ 患者20余年前无明显诱因左大腿出现绿豆大小紫红色结节，无自觉症状，后结节逐渐增大。

◎ 既往体健，系统检查无异常。

◎ 皮肤科检查：左大腿根部可见一约2 cm×1.5 cm大小紫红色结节，境界清楚，质硬，表面光滑，可见破溃出血。

◎ 实验室检查：无明显异常。

◎ 病理学检查：真皮内可见由大小不一的管腔样结构组成的结节，境界清楚，与表皮相连；腔内充满嗜酸性物质，部分管腔呈囊状扩张，管腔内可见乳头状上皮突起；管壁衬两层或多层上皮，细胞呈立方形或柱状，部分内层细胞可见顶浆分泌，细胞无明显异型性。

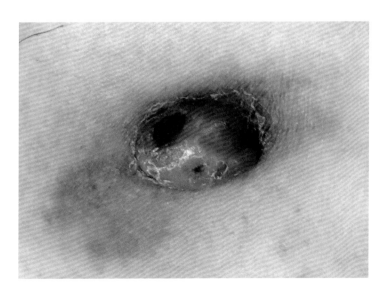

◀临床特征：左大腿根部可见一2 cm×1.5 cm大小紫红色结节，境界清楚，表面光滑，可见破溃出血

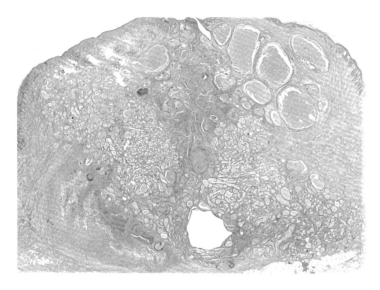

◀病理学特征：真皮内可见由大小不一的管腔样结构组成的结节，境界清楚，与表皮相连

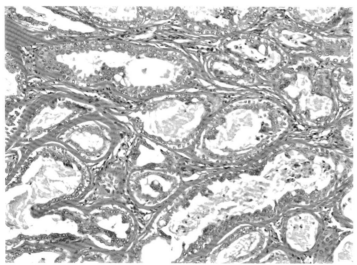

◀病理学特征：管壁衬两层或多层上皮细胞，细胞呈立方形或柱状，部分内层细胞可见顶浆分泌；腔内充满嗜酸性物质，部分管腔呈囊状扩张

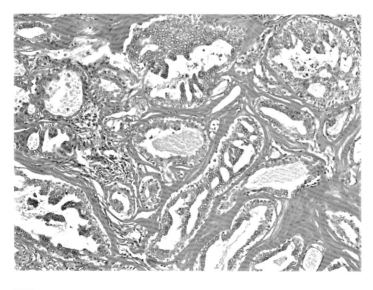

◀病理学特征：部分管腔内侧细胞形成乳头状突起

| 临床要点 |

▶ 管状顶泌汗腺腺瘤为顶泌汗腺来源的良性肿瘤。

▶ 多见于女性。

▶ 好发部位为头皮，也可见于腋窝、小腿、肛门、外生殖器等。

▶ 头皮损害常合并皮脂腺痣，亦可合并乳头状汗管囊腺瘤。

▶ 临床表现为直径1~2 cm孤立性结节，肤色或粉红色，表面光滑或不规则。

▶ 无自觉症状。

▶ 组织病理学：真皮内可见管腔样结构组成的结节，管壁由两层上皮细胞组成，内层为柱状，外层为立方形，可见顶浆分泌，囊腔结构常见，常见乳头状突起伸入囊腔内。

▶ 免疫组化：管腔内层细胞CEA（＋）、EMA（＋），外层肌上皮细胞SMA（＋）、S100（＋）。

▶ 病理上需要与乳头状外泌汗腺腺瘤、乳头状顶泌汗腺腺癌鉴别。

（浙江大学医学院附属第二医院皮肤科　王英　蔡绥勍）

顶泌汗腺汗囊瘤
Apocrine hidrocystoma

| 临床资料 |

◎ 患者，女性，49岁。

◎ 右眼外眦丘疹8年。

◎ 患者8年前无明显诱因右眼外眦处出现一约米粒大小肿物，无自觉症状，后渐增大至花生米大小。

◎ 既往体健，系统检查无异常。

◎ 皮肤科检查：右眼外眦可见一8 mm×8 mm大小淡红色半透明的半球形丘疹，表面光滑，其上可见毛细血管扩张，质稍硬。

◎ 皮肤镜检查：淡红色半透明囊性丘疹表面可见毛细血管。

◎ 实验室检查：无明显异常。

◎ 病理学检查：表皮大致正常。真皮内可见一囊状结构，囊壁由两层上皮细胞组成，内层为柱状上皮细胞，部分可见顶浆分泌。

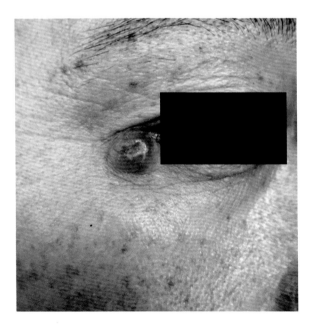

◀临床特征：右眼外眦可见一淡红色半透明的半球形丘疹，表面光滑，其上可见毛细血管扩张

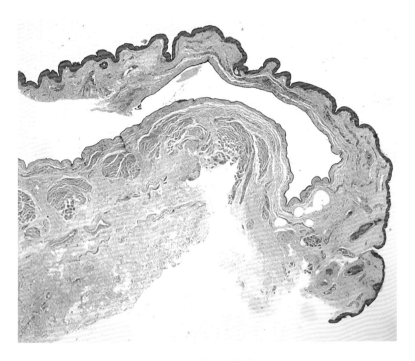

▲ 病理学特征：真皮内可见一囊状结构

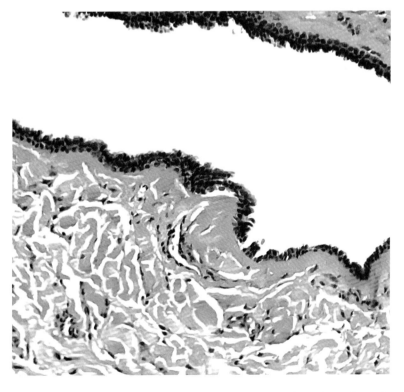

▲ 病理学特征：囊壁由两层上皮细胞组成，内层为柱状上皮细胞，部分可见顶浆分泌

| 临床要点 |

▶ 顶泌汗腺汗囊瘤是一种向顶泌汗腺方向分化的肿瘤。

▶ 可能与汗管阻塞或闭塞，致汗液潴留而形成扩张性的囊性结构有关。

▶ 多见于成人。

▶ 好发部位为面部，尤其眼部，极少发生于顶泌汗腺聚集部位。

▶ 临床表现为针头至黄豆大小囊性圆形丘疹、结节，表面光滑，有光泽，呈半透明状，囊壁厚，皮损切开可见透明液体；常单发，偶见多发。

▶ 无自觉症状。

▶ 组织病理学：真皮内可见囊状结构，囊壁由两层细胞组成。内层柱状细胞具有顶浆分泌；外层肌上皮细胞呈扁平长形。囊壁上皮向腔内呈乳头状突起，囊内含透明液体。

▶ 临床上需要与黏液囊肿、血管瘤、脂囊瘤及基底细胞癌鉴别。

（浙江大学医学院附属第一医院北仑分院皮肤科 王松挺 斯子翔 赵红磊，
浙江大学医学院附属第一医院皮肤科 乔建军）

病例 66 小汗腺血管瘤性错构瘤
Eccrine angiomatous hamartoma

| 临床资料 |

◎ 患者，男性，28岁。

◎ 左腘窝褐色斑块28年，红肿伴疼痛2个月。

◎ 患者出生时即有左腘窝褐色斑块，无自觉症状，渐增大，未诊治。2个月前无明显诱因皮损处出现红肿疼痛，无破溃，口服抗生素疗效欠佳。

◎ 既往体健，系统检查无异常。

◎ 皮肤科检查：左侧腘窝可见手掌大小褐色斑块，周围可见小片暗红斑，皮损处毛发增多，皮肤粗糙，状如棘皮。

◎ 实验室检查：无明显异常。

◎ 病理学检查：表皮呈假上皮瘤样增生，基底层色素增加。真皮浅层胶原纤维增生，可见较多规则的管腔样结构；真皮中下层可见大量的裂隙性管腔、厚壁管腔及汗腺结构，汗腺管腔内可见分泌旺盛的内皮细胞，汗腺周围可见大量的黏液样基质。

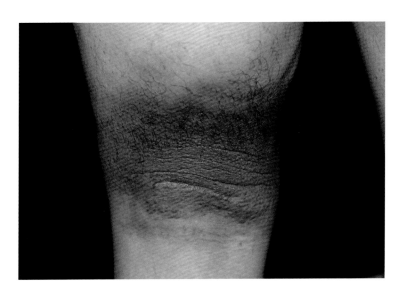

◀临床特征：左侧腘窝可见手掌大小褐色斑块，周围小片暗红斑，皮损处毛发增多，皮肤粗糙，状如棘皮

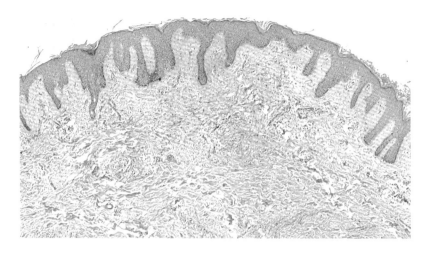

◀ 病理学特征：表皮呈假上皮瘤样增生，基底层色素增加。真皮浅层胶原纤维增生，可见较多规则的管腔样结构

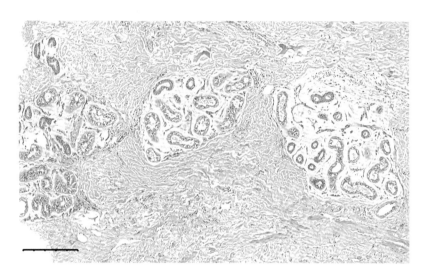

◀ 病理学特征：真皮中下层可见大量汗腺结构，汗腺管腔内可见分泌旺盛的内皮细胞，汗腺周围可见大量的黏液样基质

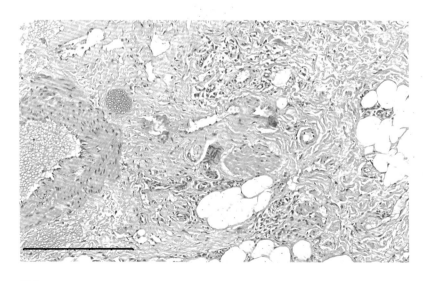

◀ 病理学特征：真皮中下层可见大量的裂隙性管腔和厚壁管腔

| 临床要点 |

▶ 小汗腺血管瘤性错构瘤是一种罕见的由小汗腺和血管组成的良性错构性肿瘤。

▶ 多见于儿童期发病，50%以上为先天性发生，无性别差异。

▶ 好发部位为四肢，尤其是小腿。

▶ 临床表现为缓慢增大的结节、斑块和丘疹，紫蓝色或紫褐色，大小不一。

▶ 常伴有疼痛、多汗、多毛。

▶ 组织病理学：肿瘤位于真皮中下部，由数目增多的、扩张成熟的小汗腺腺体及增生扩张的血管组成；间质可见脂肪成分、黏液变或毛发结构。

▶ 临床上需要与血管瘤、小汗腺痣及蓝色橡皮大疱性痣综合征鉴别。

（中国医学科学院北京协和医院皮肤科　胡中慧　王涛）

汗孔角化样小汗腺孔和真皮导管痣
Porokeratotic eccrine ostial and dermal duct nevus

| 临床资料 |

◎ 患者，女性，30岁。

◎ 右手皮疹30年。

◎ 患者出生后9个月时右手示指至拇指侧缘多发肤色角化性丘疹，呈带状分布，无自觉症状。一直按"湿疹"治疗，无明显好转。

◎ 既往体健，系统检查无异常。

◎ 皮肤科检查：右手示指至拇指侧缘可见多发肤色角化性丘疹，呈带状分布，部分丘疹顶端可见点状凹陷。

◎ 皮肤镜检查：皮损处多发圆形或类圆形的角质栓，上附着白色鳞屑，其周边可见环状压迹。

◎ 实验室检查：无明显异常。

◎ 病理学检查：表皮多发宽而深的凹陷，内有角化不全柱，其下方颗粒层变薄。真皮浅层血管周围可见少许淋巴细胞浸润。

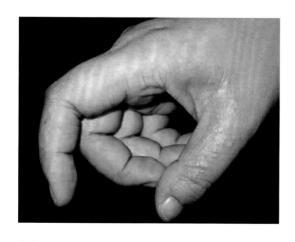

◀临床特征：右手示指至拇指侧缘可见多发肤色角化性丘疹，呈带状分布，部分丘疹顶端可见点状凹陷

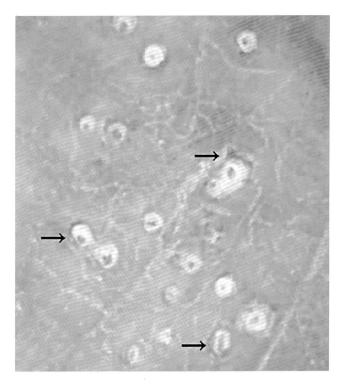

◀皮肤镜特征：皮损处多发圆形或类圆形的角质栓，上附着白色鳞屑，其周边可见环状压迹（黑色箭头）

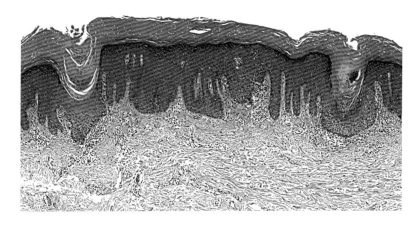

◀病理学特征：表皮多发宽而深的凹陷，内有角化不全柱，其下方颗粒层变薄。真皮浅层血管周围可见少许淋巴细胞浸润

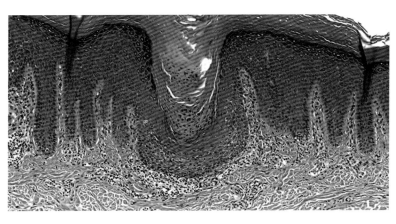

◀病理学特征：表皮可见宽而深的凹陷，内有角化不全柱，其下方颗粒层变薄。真皮浅层血管周围可见少许淋巴细胞浸润

| 临床要点 |

▶ 汗孔角化样小汗腺孔和真皮导管痣是一种少见的小汗腺错构瘤。

▶ 多于出生时或儿童早期发病。

▶ 好发部位为毛囊皮脂腺缺乏的手掌或足跖，亦可累及面颈部、四肢及躯干等部位，多沿Blaschko线分布。

▶ 临床表现为点状凹陷或凹陷性丘疹。

▶ 无症状或仅轻微瘙痒。

▶ 组织病理学：表皮宽且深的凹陷，内有明显的角化不全柱，其底部颗粒层变薄或消失；角化不全柱与表皮内的小汗腺导管开口相连，可伴真皮小汗腺导管扩张、增生；角质形成细胞空泡化，有时还可见角化不良细胞。

▶ 临床及病理上需要与线状汗孔角化病、疣状痣及黑头粉刺痣鉴别。

（华中科技大学协和深圳医院皮肤科　王明　柴宝）

病例 68 产内分泌黏蛋白的汗腺癌
Endocrine mucin-producing sweat gland carcinoma

| 临床资料 |

◎ 患者，男性，69岁。

◎ 右眶周肿物8年。

◎ 患者8年前无明显诱因右眼眶外侧出现一黑褐色肿物，缓慢增大，无症状。

◎ 既往体健，系统检查无异常。

◎ 皮肤科检查：右眼眶外侧可见一黄豆大小黑褐色肿物，触之呈囊性，活动可。

◎ 实验室检查：无明显异常。

◎ 病理学检查：表皮轻度角化过度。真皮内可见一囊腔样结构，衬覆柱状上皮，囊内容物均质红染，可见乳头状结构，肿瘤细胞中等大小，轻度异型性，有丝分裂象罕见，细胞核淡染，呈圆形或卵圆形，胞质丰富，细胞内和细胞外均可见黏蛋白沉积。

◎ 免疫组化：CK7（＋）、ER（＋）、PR（＋）、SYN局部（＋）、Chromogranin灶状（＋）、p63（－）、SMA（＋）、CK20（－）、S100（－）、Ki-67约6%（＋）。

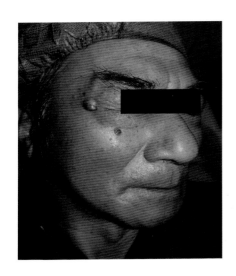

◀临床特征：右眼眶外侧可见一黄豆大小黑褐色肿物

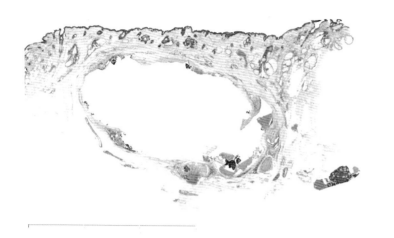

◀病理学特征：真皮内可见一囊腔样结构

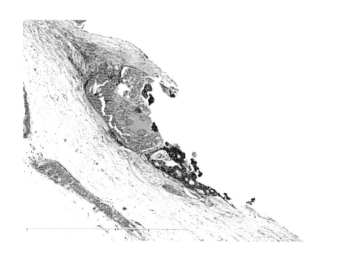

◀病理学特征：囊内衬覆柱状上皮，囊内容物均质红染，细胞呈假复层排列

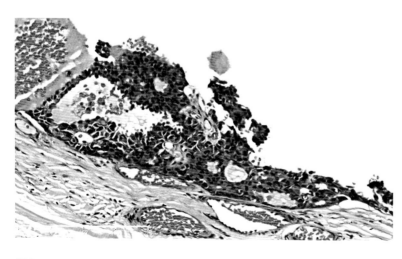

◀病理学特征：肿瘤细胞形态一致，中等大小，呈圆形或卵圆形，胞质丰富，核染色质呈点彩状，局部可见顶浆分泌，个别区域可见黏液

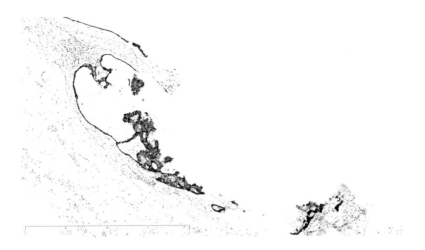

▲ 免疫组化: CK7（+）

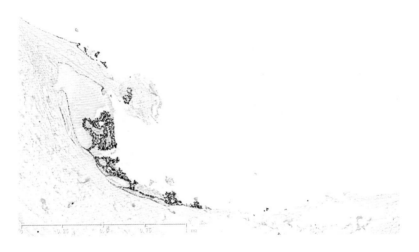

▲ 免疫组化: ER（+）

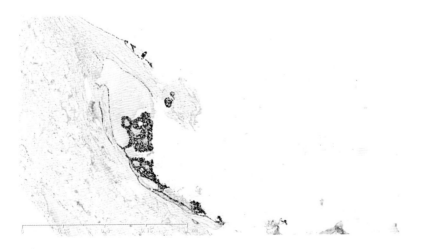

▲ 免疫组化: PR（+）

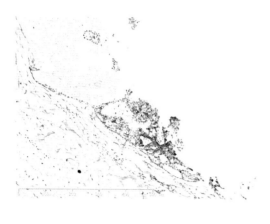

◀ 免疫组化：SYN局部（+）

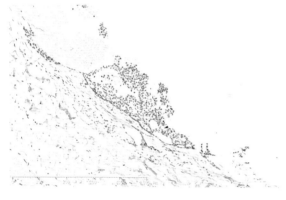

◀ 免疫组化：Chromogranin
灶状（+）

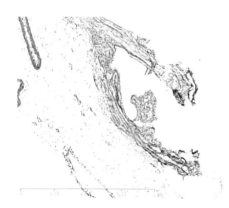

◀ 免疫组化：SMA（+）

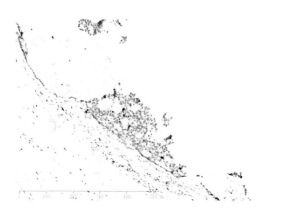

◀ 免疫组化：Ki-67约6%（+）

｜ 临床要点 ｜

▶ 产内分泌黏蛋白的汗腺癌是一种罕见的低级别皮肤附属器肿瘤。

▶ 与乳腺实性乳头状腺癌相似，具有神经内分泌肿瘤的特性。

▶ 多见于老年女性。

▶ 好发部位为眼睑周围。

▶ 临床表现为缓慢生长的囊性或实性结节。

▶ 无自觉症状。

▶ 组织病理学：真皮内境界清楚的肿瘤，上覆完整的表皮，由单个到多个结节组成，表现为实性、乳头状、筛状或囊状生长模式。肿瘤细胞中等大小、核圆形至卵圆形，染色质呈点状，胞质苍白嗜酸性，具有轻度至局灶性中度核异型性，有丝分裂象少见。细胞外或细胞内可见黏蛋白。

▶ 免疫组化：肿瘤细胞至少对一种神经内分泌标志物呈局灶性阳性，Synaptophysin（SYN）、Chromogranin、ER、PR、CK7（＋），CK20（－）。

▶ 临床及病理上需要与结节性汗腺瘤、基底细胞癌及转移性乳腺癌鉴别。

（中国医学科学院皮肤病医院　孔英琪　陈浩）

原发性皮肤黏液癌
Primary cutaneous mucinous carcinoma

| 临床资料 |

◎ 患者，男性，64岁。

◎ 右下颌皮下结节2年。

◎ 患者2年前无明显诱因发现右下颌黄豆大小皮下肿物，有压痛，外院行手术切除，未行病理检查。1年前患者自觉局部肿物复发，且逐渐增大，无明显自觉症状。

◎ 既往体健，系统检查无异常。

◎ 皮肤科检查：右下颌可见一长约0.5 cm线状术后瘢痕，皮下可触及约2 cm×1 cm大小肿物，质韧，边界尚清，不易推动。

◎ 实验室检查：无明显异常。

◎ 病理学检查：未见表皮。真皮内可见大量黏液样基质，其中"漂浮"肿瘤团块，周围可见纤维分隔；肿瘤细胞呈立方形，胞质轻度粉染，可见腺样分化。

◎ 免疫组化：EMA（细胞巢周）、ER、PR及CK7（＋），Ki67约15%（＋），CDX-2、SATB2、CK20、CK5/6及p63均（－）。

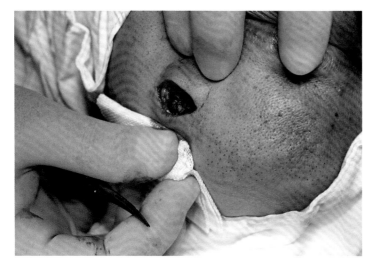

◀临床特征（术中所见）：皮下可见半透明状结节

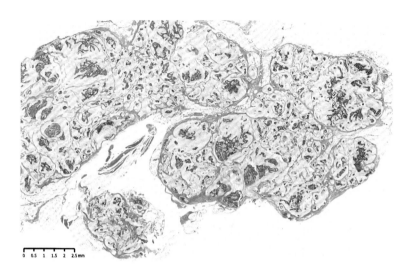

◀病理学特征：真皮内可见大量黏液样基质，其中"漂浮"肿瘤团块

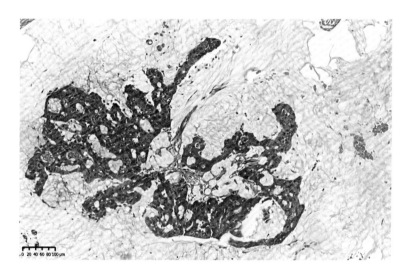

◀病理学特征：肿瘤细胞呈立方形，胞质轻度粉染，可见腺样分化

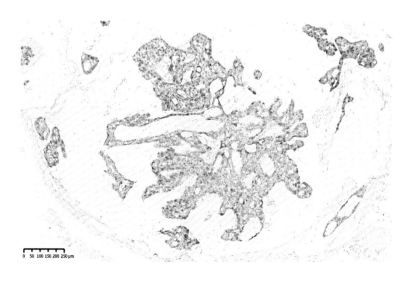

◀免疫组化：CK7（＋）

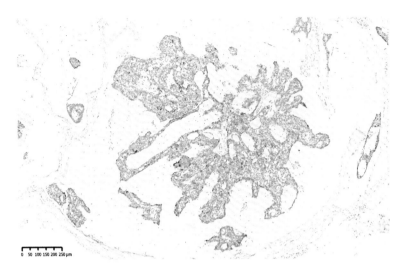

◀ 免疫组化：EMA（+）

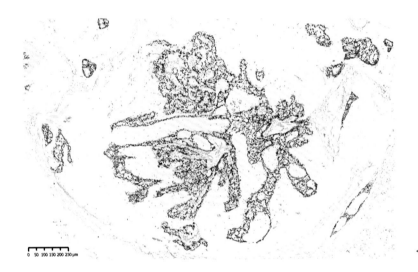

◀ 免疫组化：ER（+）

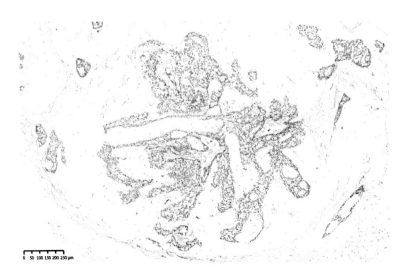

◀ 免疫组化：PR（+）

｜ 临床要点 ｜

▶ 原发性皮肤黏液癌是一种罕见的汗腺来源的恶性肿瘤。

▶ 多见于老年男性。

▶ 好发部位为头颈部，尤其是眼睑。

▶ 临床表现为单发的肤色、红色或蓝色皮下结节，表面光滑，偶见溃疡或结痂，生长缓慢；易复发并累及局部淋巴结，但很少远处转移。

▶ 常无自觉症状或有轻压痛。

▶ 组织病理学：肿瘤团块位于真皮至皮下脂肪，呈岛屿状"漂浮"于黏液性基质中，周围有纤细的纤维分隔；肿瘤细胞呈立方形，常见腺样分化，有筛状结构是其特征。

▶ 免疫组化：AE1/AE3、EMA、CEA、ER及PR（＋），Ki67增殖指数低。

▶ 临床及病理上需要与转移癌鉴别。

（南通大学附属医院皮肤科　顾黎雄　曹双林）

原发性皮肤腺样囊性癌
Primary cutaneous adenoid cystic carcinoma

| 临床资料 |

◎ 患者，男性，63岁。

◎ 颈部皮肤结节半年。

◎ 患者半年前无明显诱因发现左侧颈后部一皮肤结节，无自觉症状，未诊治，后逐渐增大，偶伴针刺感及瘙痒。

◎ 既往体健，系统检查无异常。

◎ 皮肤科检查：左侧颈后部可见一不规则皮下结节，质硬，有浸润感，边界不清，轻度压痛，表面皮肤稍隆起。

◎ 实验室检查：无明显异常。

◎ 影像学检查：头颈部及胸腹部CT未见腮腺及其他部位肿瘤。

◎ 病理学检查：肿瘤呈团块状分布于真皮中下部，无包膜，散布于稀疏的纤维或黏液样间质中，可见导管样分化及囊腔形成，呈筛网状结构；肿瘤细胞大小一致，胞质少，核深染，核仁明显，核丝分裂象少见；间质及囊腔内可见大量均一化物质。

◎ 阿申蓝染色：间质及囊腔内均一化物质（+）。

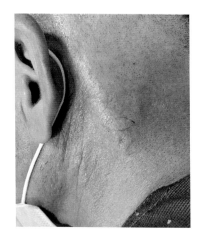

◀临床特征：左侧颈后部可见一不规则皮下结节，边界不清

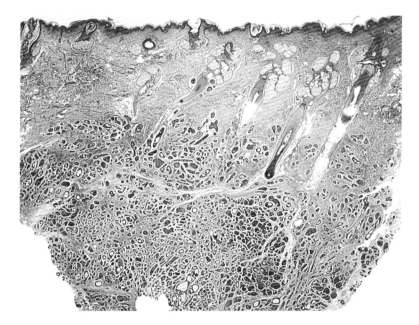

◀病理学特征：肿瘤位于真皮中下部，无包膜

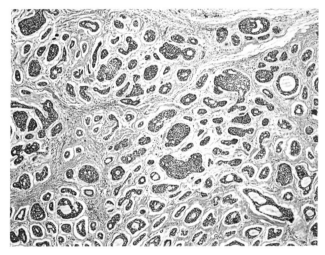

◀病理学特征：肿瘤呈团块状分布，散布于稀疏的纤维或黏液样间质中

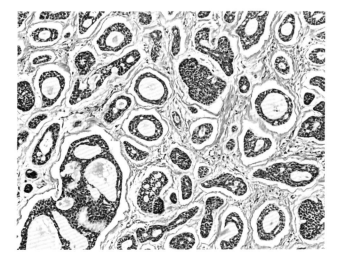

◀病理学特征：肿瘤呈团块状散布于稀疏的纤维或黏液样间质中，可见导管样分化及囊腔形成，呈筛网状结构

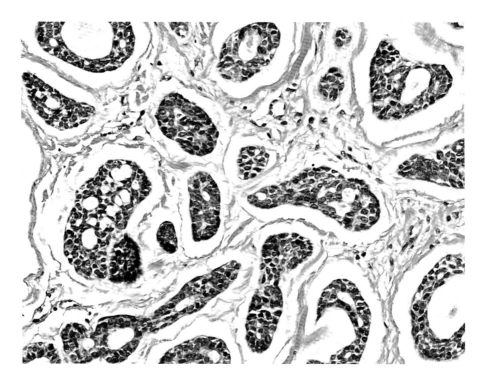

▲ 病理学特征：肿瘤细胞大小一致，胞质少，核深染，核仁明显，核丝分裂象少见

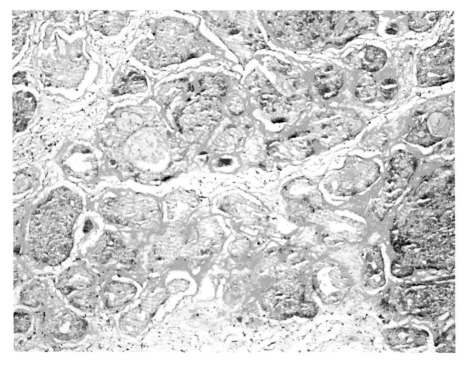

▲ 阿申蓝染色：间质及囊腔内均一化物质（＋）

│ 临床要点 │

▶ 原发性皮肤腺样囊性癌是一种罕见肿瘤。

▶ 多见于中老年女性。

▶ 好发部位为头皮，也可累及胸、背及腹部。

▶ 临床表现为皮下缓慢增大的斑块或结节，易复发，较少转移。

▶ 常无自觉症状。

▶ 组织病理学：肿瘤位于真皮中下部至皮下脂肪，呈管状、长巢状或索条状散布于稀疏的纤维或黏液基质中，呈浸润性生长，具有多囊状特点，囊腔内充满黏蛋白，腔壁衬扁平上皮细胞；肿瘤细胞呈单一形态的基底样细胞，胞质少，核致密深染，核仁明显，核丝分裂象少见。

▶ 阿申蓝染色：囊腔内透明质酸和硫酸化的酸性黏蛋白（＋）。

▶ 免疫组化：高分子和低分子CK、CEA、EMA、BerEp4、CD117可（＋）。

▶ 临床及病理上需要与唾液腺来源的腺样囊性癌、腺样基底细胞癌、大汗腺癌筛状亚型、微囊肿附属器癌及真皮圆柱瘤鉴别。

（华中科技大学同济医学院附属协和医院皮肤科　陈思远　黄长征）

病例 71 反应性皮肤毛细血管增生症
Reactive cutaneous capillary endothelial proliferation

| 临床资料 |

◎ 患者，男性，63岁。

◎ 全身暗红色丘疹、结节半年。

◎ 患者半年前头颈部、躯干及四肢出现多发暗红色丘疹、结节，无明显自觉症状，触之易出血。

◎ 既往患左肺肺癌1年，卡瑞利珠单抗免疫治疗中。

◎ 皮肤科检查：头颈部、躯干、四肢、阴囊、唇黏膜可见大小不一的暗红色丘疹、结节，边界清楚，呈半球形，质地偏软，压之褪色，部分破损后可见糜烂、结痂。

◎ 实验室检查：无明显异常。

◎ 病理学检查：真皮内可见分叶结节状增生的毛细血管，血管内皮细胞形成管腔，其内可见红细胞。

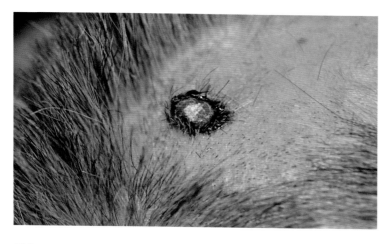

◀临床特征：头皮可见黄豆大小的半球形结节，表面破溃出血

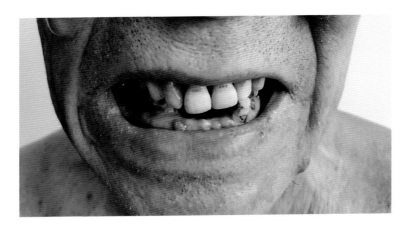

▲ 临床特征：齿龈黏膜可见红色结节，边界清楚

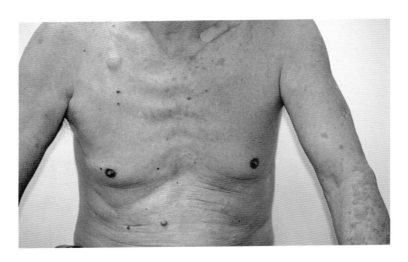

▲ 临床特征：躯干可见多发红色结节，边界清楚

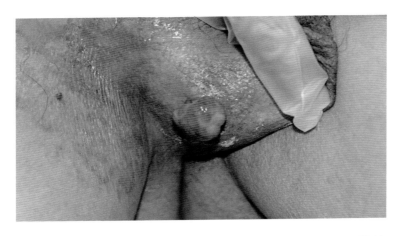

▲ 临床特征：阴囊红色"瘤样"小肿块，表面可见血管扩张，边界清楚

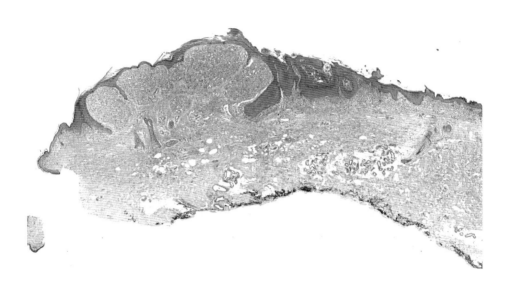

▲ 病理学特征：真皮内可见分叶结节状增生的毛细血管

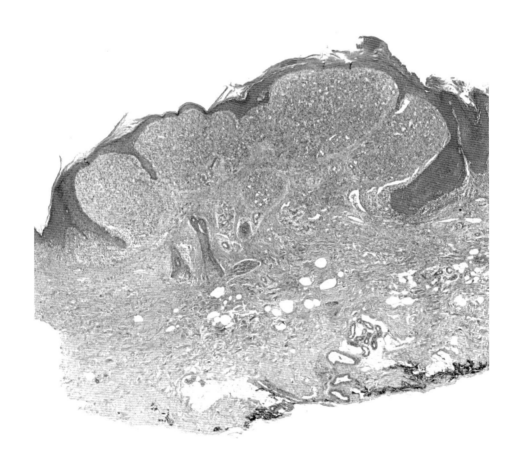

▲ 病理学特征：真皮内可见分叶结节状增生的毛细血管，血管内皮细胞形成管腔，其内可见红细胞

︱ 临床要点 ︱

▶ 反应性皮肤毛细血管增生症是卡瑞利珠单抗治疗中常见的皮肤不良反应。

▶ 卡瑞利珠单抗属于免疫检查点抑制剂，为抗程序性细胞死亡蛋白1（programmed cell death protein-1，PD-1）单克隆抗体，主要用于治疗肺癌、B细胞淋巴瘤、食管癌、鼻咽癌等恶性肿瘤。

▶ 临床表现可分为红痣型、珍珠型、桑葚型、斑片型和瘤样型，以红痣型最常见。

▶ 常无明显自觉症状。

▶ 组织病理学：真皮内可见分叶结节状增生的毛细血管，血管内皮细胞形成管腔，其内可见红细胞，不伴恶性增生表现。

▶ 临床上需要与化脓性肉芽肿鉴别。

（中山市人民医院皮肤科　李琛　梁妮）

病例 72 动静脉血管瘤
Arteriovenous hemangioma

| 临床资料 |

◎ 患者，男性，71岁。

◎ 左胸部红色结节2年。

◎ 患者2年前无明显诱因左胸部出现一米粒大小红色丘疹，无自觉症状。2年来逐渐增大至黄豆大小结节，伴触痛，无破溃、出血史。发病前皮疹处无外伤史或手术史。

◎ 既往体健，系统检查无异常。

◎ 皮肤科检查：左胸部可见一黄豆大小红色结节，表面光滑，质地中等，基底部可见毛细血管扩张。

◎ 实验室检查：无明显异常。

◎ 病理学检查：表皮大致正常。真皮中上部可见多个大小不等的血管腔，血管腔内可见红细胞，多数血管壁较厚，部分管壁较薄。

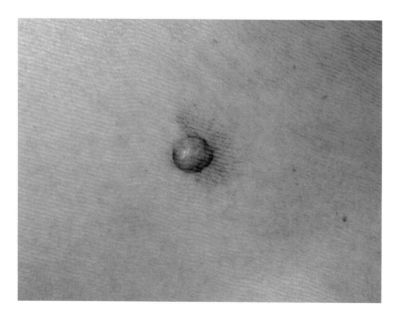

◀临床特征：左胸部可见一红色结节，表面光滑，基底部可见毛细血管扩张

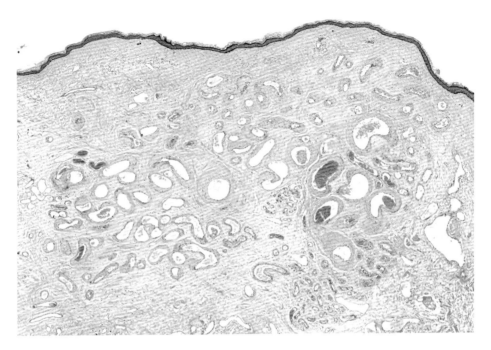

▲ 病理学特征：真皮中上部可见多个大小不等的血管腔，血管腔内可见红细胞，多数血管壁较厚，部分管壁较薄

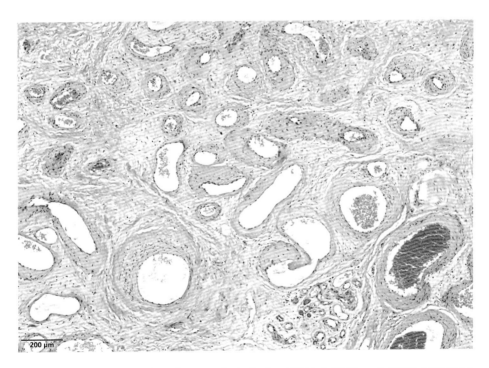

▲ 病理学特征：真皮中上部可见多个大小不等的血管腔，血管腔内可见红细胞，多数血管壁较厚，部分管壁较薄

| 临床要点 |

▶ 动静脉血管瘤又称蔓状动脉瘤，是一种皮肤良性血管肿瘤。

▶ 发病机制不明，可能为血管球体Sucquet-Hoyer管的错构瘤，也可能为乳头下血管丛的错构瘤样增殖所致。有报告认为本病与慢性肝脏疾病有关。

▶ 多见于50～60岁中老年人，男女发病率相当。

▶ 好发部位为头颈部及四肢，尤其唇部。

▶ 临床表现为孤立性暗红色或蓝红色丘疹或结节，直径多不超过1 cm，可有出血倾向。

▶ 常无自觉症状，少数可伴触痛。

▶ 组织病理学：真皮或皮下由大量血管组成的境界清楚的肿瘤团块，血管壁较厚，具有肌层和厚度不一的弹力膜，内衬有大的内皮细胞；血管内含有红细胞，有时可见小的血栓。

▶ 临床及病理上需要与静脉湖、樱桃状血管瘤及血管平滑肌瘤鉴别。

（北京医院皮肤科　李明　常建民）

病例 **73**

上皮样肉瘤样（假肌源性）血管内皮瘤
Epithelioid sarcoma-like hemangioendothelioma (Pseudomyogenic hemangioendothelioma)

| 临床资料 |

◎ 患者，女性，38岁。

◎ 左手背红色丘疹、斑块6年。

◎ 患者6年前无明显诱因左手背出现绿豆大小红色丘疹，触痛明显，无破溃，逐渐增大至蚕豆大小。2年前至当地诊所切除。3个月前原部位再次出现红色斑块，症状同前。

◎ 既往体健，系统检查无异常。

◎ 皮肤科检查：左手背可见蚕豆大小红色斑块，质硬，表面无破溃，轻压痛。

◎ 实验室检查：无明显异常。

◎ 病理学检查：真皮内可见肿瘤细胞团块，肿瘤细胞呈上皮样，胞质丰富，可见胞质内空腔，核异型性及有丝分裂象少见。

◎ 免疫组化：CK（＋），ERG（＋），CD31（＋），Ki67 10%（＋）；CD34、EMA、S100均（－）。

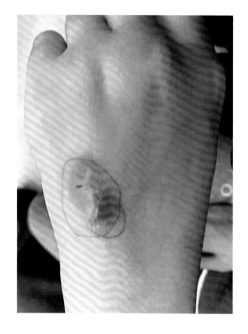

◀临床特征：左手背可见蚕豆大小的红色斑块，无破溃

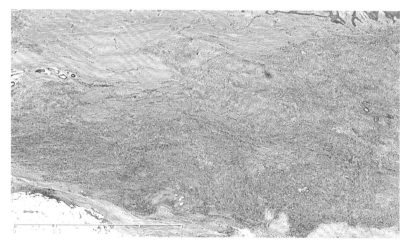

◀病理特征：真皮内可见肿瘤细胞团块，可见灶状坏死

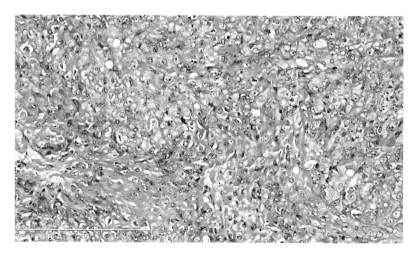

◀病理特征：肿瘤细胞呈上皮样，胞质丰富，可见胞质内空腔，核异型性及有丝分裂象少见

| 临床要点 |

▶ 假肌源性血管内皮瘤，又称"上皮样肉瘤样血管内皮瘤"，是一种中间恶性的软组织肿瘤。

▶ 发病率低，易复发，不易转移。

▶ 多见于中青年男性。

▶ 好发部位为四肢，尤其是下肢，也可发生于骨、胸椎、阴茎、口唇等部位。

▶ 临床表现为结节、斑块，可发生破溃、出血。

▶ 皮损可无症状或疼痛，若侵犯深部结构则可表现为疼痛、肌肉无力或感觉丧失。

▶ 组织病理：肿瘤呈结节状、片状或束状排列，肿瘤由卵圆形、短梭形或上皮样细胞组成，细胞大而肥胖，胞质丰富嗜酸性，明显时可呈横纹肌母细胞样，可见胞质内空腔，瘤细胞缺乏多形性和显著异型性，核分裂象罕见；间质常见散在炎症细胞，尤其是中性粒细胞；部分肿瘤可类似于上皮样肉瘤，形成伴有坏死的上皮样肿瘤团块。

▶ 免疫组化：常弥漫表达CK（AE1/AE3）；不同程度表达内皮细胞标记ERG、Fli-1、CD31；很少表达CD34、SMA；不表达Desmin、S100、EMA、Myogenin。

▶ 病理上需要与上皮样肉瘤、皮肤纤维组织细胞瘤及上皮样血管内皮细胞瘤鉴别。

（中国医学科学院皮肤病医院　田翠翠　陈浩）

网状血管内皮瘤
Retiform hemangioendothelioma

| 临床资料 |

◎ 患者，男性，38岁。

◎ 背部肿物1年余。

◎ 患者1年余前无明显诱因发现背部肿物，无自觉症状，近期稍有增大，曾挤压后破溃出血。

◎ 既往体健，系统检查无异常。

◎ 皮肤科检查：背部可见一绿豆大小的淡红色结节，表面光滑，境界尚清，无鳞屑，未见糜烂及渗出，质软，无压痛，与周围组织无粘连。

◎ 实验室检查：无明显异常。

◎ 病理学检查：表皮大致正常。真皮内可见扩张的血管呈树枝状分布，血管壁由形态均一淡染的血管内皮细胞组成，细胞核向管腔内突起形似鞋钉样，管腔周围可见淋巴细胞浸润。

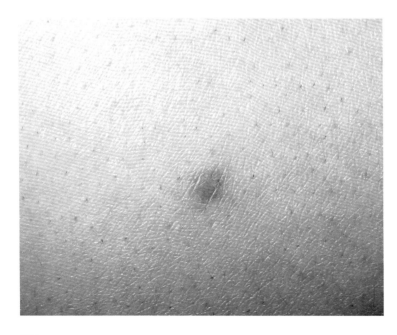

◀临床特征：背部可见一绿豆大小的淡红色结节，表面光滑，无鳞屑

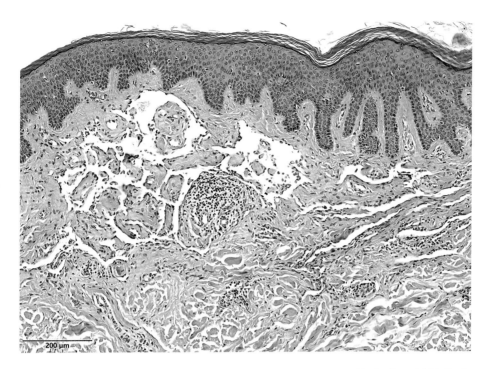

▲ 病理学特征：表皮大致正常。真皮内可见扩张的血管腔隙呈树枝状分布，管腔周围可见淋巴细胞浸润

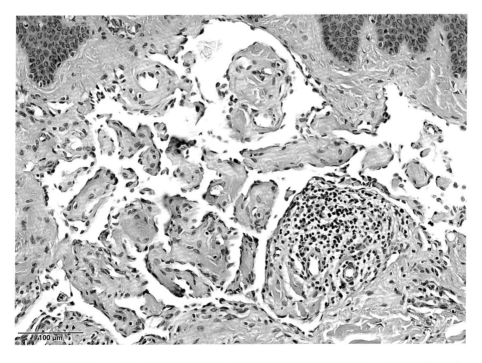

▲ 病理学特征：真皮内可见扩张的血管腔隙呈树枝状分布，血管壁由形态均一淡染的血管内皮细胞组成，细胞核向管腔内突起形似鞋钉样，管腔周围可见淋巴细胞浸润

| 临床要点 |

▶ 网状血管内皮瘤为低度恶性血管肉瘤，较罕见。

▶ 可能为淋巴管内乳头状内皮瘤的成人变异亚型。

▶ 多见于青年或中年人。

▶ 好发部位为躯干及四肢远端，尤以小腿多见。

▶ 临床表现常为局部缓慢性生长的斑块或皮下结节。

▶ 无自觉症状。

▶ 除皮肤外，部分病例可原发于骨和脾脏。

▶ 组织病理学：肿瘤位于真皮内，由内衬鞋钉样或火柴头样内皮细胞的细长分支状血管交织成特征性网状结构。血管内皮细胞大小、形态一致，细胞核突向血管腔，一般无异型性及核丝分裂象。

▶ 免疫组化：血管标记物CD31、CD34（＋）。

▶ 病理上需要与靶样含铁血黄素性血管瘤、血管肉瘤鉴别。

（北京医院皮肤科 王晶 常建民）

乳头血管球瘤
Glomus tumor of the nipple

| 临床资料 |

◎ 患者，男性，67岁。

◎ 左乳头紫红色皮疹伴疼痛2年。

◎ 患者2年前无明显诱因左乳头下方出现一紫红色丘疹，伴疼痛及触痛，二氧化碳激光治疗。1年前皮疹复发，疼痛及触痛较前明显。

◎ 既往体健，系统检查无异常。

◎ 皮肤科检查：左乳头下方可见一0.5 cm×0.6 cm大小的暗红色丘疹，边界清楚，触之柔软，无搏动感，触痛明显，皮温不高。

◎ 病理学检查：表皮大致正常。真皮中部可见肿瘤细胞团块，外周有纤维包绕，瘤体内有较多裂隙状管腔，内衬单层扁平细长的内皮细胞，血管腔内可见少量红细胞，周围可见大量密集分布的血管球细胞。血管球细胞为小圆形或卵圆形，大小形态一致，细胞核大而深染，胞质弱嗜酸性。

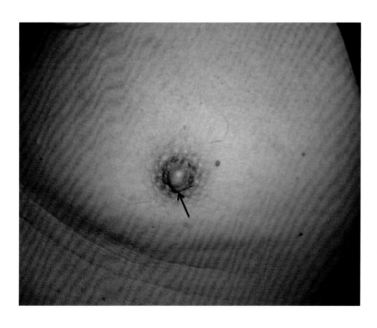

◀临床特征：左乳头下方可见一0.5 cm×0.6 cm大小的暗红色丘疹，边界清楚（黑色箭头）

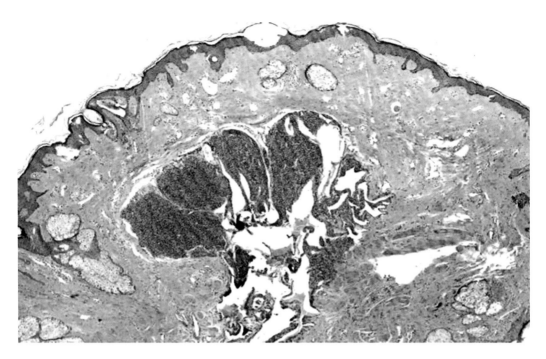

▲ 组织病理：表皮大致正常。真皮中部可见肿瘤细胞团块，外周有纤维组织包绕，瘤体内有较多裂隙状管腔

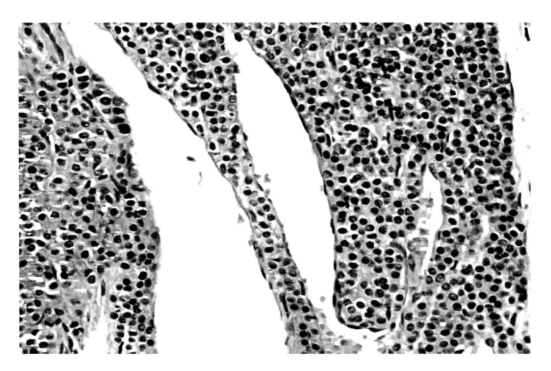

▲ 组织病理：肿瘤细胞团块内有较多裂隙状管腔，内衬单层扁平细长的内皮细胞，血管腔内可见少量红细胞，周围可见大量密集分布的血管球细胞，圆形或卵圆形，大小形态一致，细胞核大而深染，胞质弱嗜酸性

| 临床要点 |

► 血管球瘤是一种血管性错构瘤。

► 多见于儿童、青壮年。

► 好发部位为四肢末端，尤其是甲下、手、腕和足。

► 临床表现为蓝红或紫红色结节，直径常小于1 cm，表面光滑，质硬或柔软，多有疼痛，多为单发，少数多发；甲下者表现为甲下淡紫蓝色斑，甲板上可发生纵嵴。

► 典型疼痛三联征：阵发性剧痛，强烈的触痛，冷敏感。

► 组织病理学：瘤体位于真皮或皮下组织内，周围有境界清晰的纤维组织包绕，瘤内含有大量狭窄的血管腔，腔内可见一层扁平细长的内皮细胞，周围围绕多层圆形或卵圆形、形态大小一致、胞质呈弱嗜酸性的血管球细胞。

► 免疫组化：SMA、Vimentin及Ⅳ型胶原（＋），Desmin、CD31、S100（－）。

► 临床上需要与蓝痣、静脉畸形及血管脂肪瘤鉴别；病理上需要与血管平滑肌瘤、血管外皮细胞瘤及海绵状血管瘤鉴别。

（东北国际医院皮肤科　杨晶露　张士发）

木村病
Kimura's disease

| 临床资料 |

◎ 患者，男性，21岁。

◎ 右上肢皮疹伴瘙痒5个月。

◎ 患者5个月前虫咬后右上肢出现两处红色丘疹，伴瘙痒，无疼痛，皮损逐渐增大变硬。

◎ 既往体健，系统检查无异常。

◎ 皮肤科检查：右上臂和右前臂各见一红色结节，大小分别为0.8 cm×1.0 cm和2.0 cm×2.0 cm，质地较硬，伴少量鳞屑、结痂。

◎ 实验室检查：外周血嗜酸性粒细胞和单核细胞百分比升高。

◎ 病理学检查：表皮角化过度伴局灶性角化不全及少量中性粒细胞，表皮银屑病样增生。真皮全层至皮下组织可见弥漫性致密淋巴组织细胞伴嗜酸性粒细胞浸润，散见淋巴滤泡样结构。

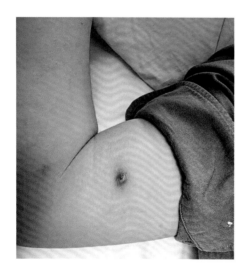

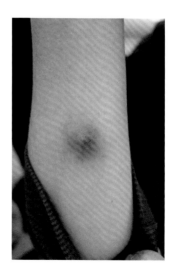

▲ 临床特征：右上臂可见一0.8 cm×1.0 cm大小的红色结节，中央结痂

▲ 临床特征：右前臂可见一2.0 cm×2.0 cm大小的红色结节，表面少量鳞屑

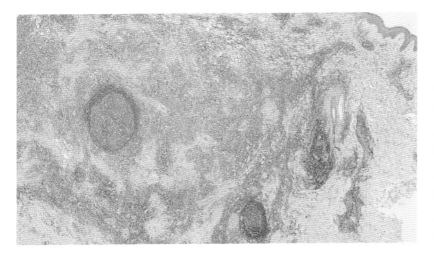

◀病理学特征:
表皮银屑病样增生,真皮全层弥漫性较致密淋巴组织细胞伴嗜酸性粒细胞浸润,散见淋巴滤泡样结构

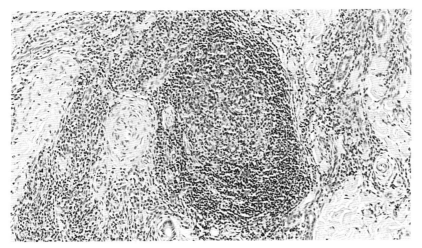

◀病理学特征:
真皮淋巴滤泡样结构,周边弥漫较致密淋巴组织细胞及大量嗜酸性粒细胞浸润

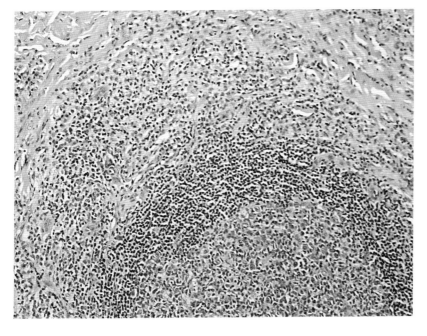

◀病理学特征:
真皮淋巴滤泡样结构周边弥漫较致密淋巴组织细胞及大量嗜酸性粒细胞浸润

| 临床要点 |

▶ 木村病又称嗜酸性淋巴肉芽肿。

▶ 可能与感染、免疫异常和节肢动物叮咬有关。

▶ 可与肾脏疾病,特别是肾病综合征合并发生。

▶ 多见于亚洲年轻男性。

▶ 好发部位为头面部,也可见于躯干、四肢、眼眶、口腔、纵隔及阴囊等。

▶ 临床表现为无痛性的结节、包块,表面皮肤多正常。

▶ 可伴浅表淋巴结肿大,外周血嗜酸性粒细胞及IgE水平升高。

▶ 组织病理学:以真皮及皮下组织淋巴滤泡样增生为主要特点,淋巴滤泡间可见大量嗜酸性粒细胞浸润,有时也伴有毛细血管增生、血管壁硬化及纤维化。

▶ 临床及病理上需要与嗜酸性粒细胞增多性血管淋巴样增生鉴别。

（上海交通大学医学院附属新华医院皮肤科 徐倩玥 余红）

细胞型神经鞘黏液瘤
Cellular neurothekeoma

| **临床资料** |

◎ 患者，女性，29岁。

◎ 头皮肿物5年余。

◎ 患者5年前无明显诱因头皮出现一肤色肿物，逐渐增大，无自觉症状。

◎ 既往体健，系统检查无异常。

◎ 皮肤科检查：顶部头皮可见一花生米大小肤色结节，稍隆起皮肤，质硬，表面无破溃出血。

◎ 实验室检查：无明显异常。

◎ 组织病理学：表皮大致正常。真皮内可见境界清楚的肿瘤团块，其内可见多个结节聚集呈丛状，肿瘤细胞呈上皮样或梭形，胞核深染呈泡状，胞质丰富淡染嗜酸性，间质可见较多黏液。

◎ 免疫组化：肿瘤细胞CD10（＋），Vimentin（＋），S100（－），CK（－），CD34（－），ERG（－），SOX10（－），p63（－），Calponin（－），Ki67 1%（＋）。

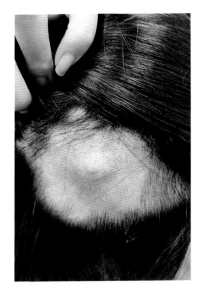

◀临床特征：顶部头皮可见一花生米大小肤色结节，稍隆起皮肤，表面无破溃出血

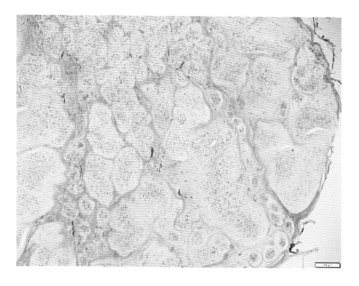

◀病理特征：真皮内可见境界清楚的肿瘤团块，其内可见多个结节聚集呈丛状

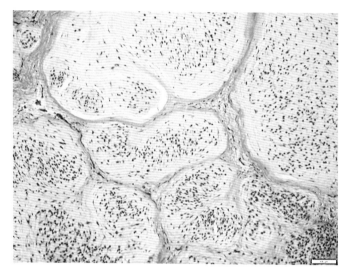

◀病理特征：真皮内可见境界清楚的肿瘤团块，其内可见多个结节聚集呈丛状

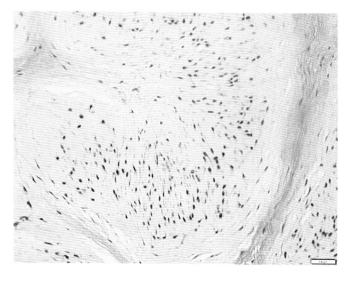

◀病理特征：肿瘤细胞呈上皮样或梭形，胞核深染呈泡状，胞质丰富淡染嗜酸性，间质可见较多黏液

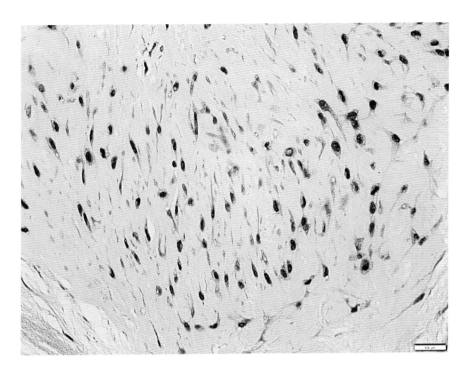

▲ 病理特征：肿瘤细胞呈上皮样或梭形，胞核深染呈泡状，胞质丰富淡染嗜酸性，间质可见较多黏液

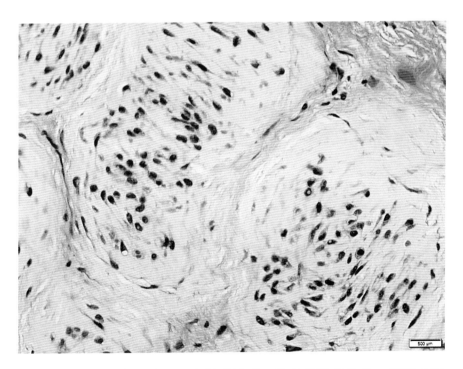

▲ 病理特征：肿瘤细胞呈上皮样或梭形，胞核深染呈泡状，胞质丰富淡染嗜酸性，间质可见较多黏液

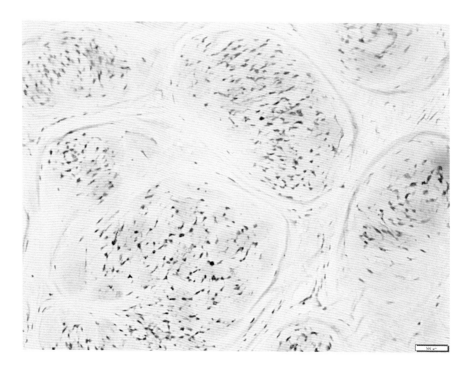

▲ 免疫组化：肿瘤细胞CD10（＋）

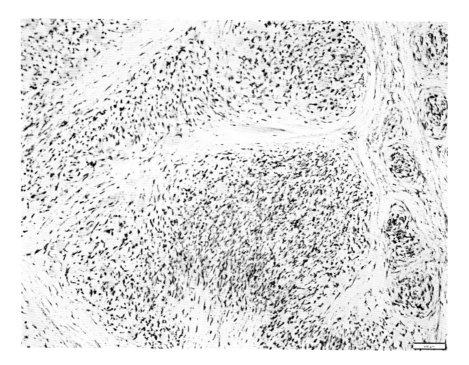

▲ 免疫组化：肿瘤细胞Vimentin（＋）

｜　临床要点　｜

▶ 细胞型神经鞘黏液瘤的组织学起源不明，基因谱分析与纤维组织细胞瘤相似。

▶ 多见于儿童及青年，女性多见。

▶ 好发部位为头、颈部及躯干上部。

▶ 临床表现为生长缓慢的孤立性肤色、红色或褐色丘疹或结节。

▶ 无自觉症状。

▶ 组织病理学：肿瘤团块位于真皮内，呈分叶状或结节样，肿瘤细胞为上皮样或多角样，呈涡轮状排列，胞核深染，罕见核丝分裂象，胞质丰富嗜酸性；黏液样间质较少。

▶ 免疫组化：肿瘤细胞稳定表达CD63、NSE、PGP9.5、S100A6，而MITF、SMA、D2-40表达不一，不表达S100、GFAP、CD57、EMA。

▶ 临床及病理上需要与黏液样囊肿、皮内痣、纤维脂肪瘤及附属器肿瘤鉴别。

（山东省立医院皮肤科　陈腊梅　宋亚丽　张莉）

病例 78 硬化性神经束膜瘤
Sclerosing perineurioma

| 临床资料 |

◎ 患者，男性，22岁。

◎ 左示指肿物1年余。

◎ 患者1年余前无明显诱因左示指掌指关节桡侧发现一肤色肿物，缓慢增大，无自觉症状。

◎ 既往体健，系统检查无异常。

◎ 皮肤科检查：左示指掌指关节桡侧可见一绿豆大小的肤色皮下结节，边界清楚，质硬，活动度差，无压痛。

◎ 实验室检查：无明显异常。

◎ 病理学检查：肿瘤团块位于真皮内，边界清楚，无包膜，肿瘤细胞为梭形上皮样细胞，细胞核呈圆形或卵圆形，细胞分布不均，呈涡旋状、条索状或小梁状排列，肿瘤间质内含有大量胶原纤维及丰富的薄壁血管，可见胶原均质化。

◎ 免疫组化：EMA（+），GLUT-1（+），S100（-），CD34（-），SMA（-），Desmin（-）。

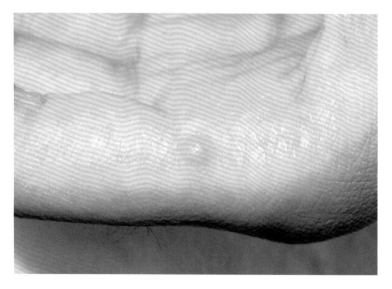

◀临床特征：左示指掌指关节桡侧可见一绿豆大小的肤色皮下结节，边界清楚

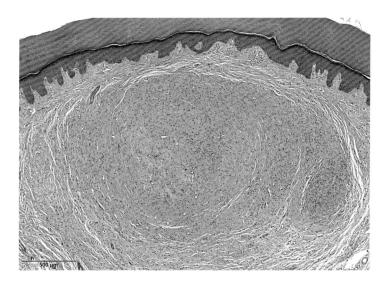

◀病理学特征：肿瘤位于真皮内，边界清楚，无包膜，肿瘤细胞分布不均，呈涡旋状、条索状或小梁状排列

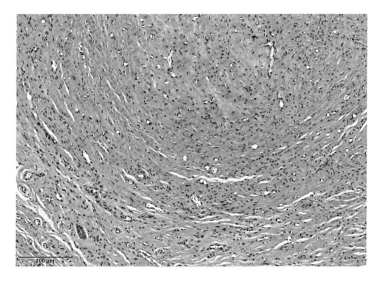

◀病理学特征：部分肿瘤细胞呈涡旋状、条索状或小梁状排列

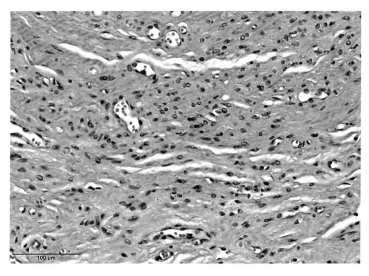

◀病理学特征：肿瘤细胞为梭形上皮样细胞，细胞核呈圆形或卵圆形

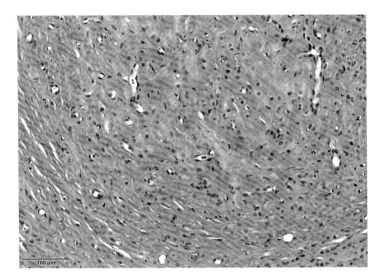

◀ 病理学特征：肿瘤间质内含有大量胶原纤维及丰富的薄壁血管，可见胶原均质化

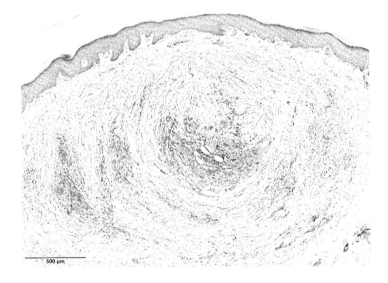

◀ 肿瘤细胞EMA（+）

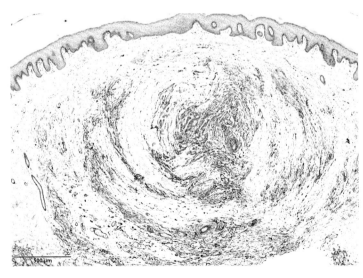

◀ 肿瘤细胞GLUT-1（+）

｜　临床要点　｜

▶ 神经束膜瘤是起源于神经束膜细胞的良性肿瘤。

▶ 硬化性神经束膜瘤是神经束膜瘤的一个类型。

▶ 多见于青年人。

▶ 好发部位为手指及手掌。

▶ 临床表现为皮下缓慢生长的孤立性结节。

▶ 无自觉症状。

▶ 组织病理学：肿瘤位于真皮或皮下，边界清楚，肿瘤细胞为梭形上皮样细胞，细胞核较小，呈圆形或卵圆形，细胞间界限不清，呈条索状或小梁状，排列于显著硬化的胶原纤维之间。部分病例可见肿瘤细胞围绕薄壁小血管呈螺旋状或洋葱皮样排列。

▶ 免疫组化：肿瘤细胞表达EMA、Claudin-1、GLUT-1等神经束膜细胞标志物，部分病例表达CD34，不表达S100、SOX-10。

▶ 临床及病理上需要与腱鞘纤维瘤、胶原瘤、上皮样神经纤维瘤及神经鞘瘤鉴别。

（北京医院皮肤科　李博　常建民）

病例 79 多发性毛发平滑肌瘤
Multiple piloleiomyoma

| 临床资料 |

◎ 患者，男性，42岁。

◎ 左腰背部丘疹、结节12年。

◎ 患者12年前无明显诱因左侧腰背部出现数个粟粒至绿豆大小、质硬的红色丘疹，数量缓慢增多、体积增大，无明显自觉症状，无自发消退，与寒冷及情绪改变无关。

◎ 既往体健，系统检查无异常。

◎ 皮肤科检查：左腰背部密集分布大量绿豆至黄豆大小的红色丘疹或结节，部分融合成斑块，表面光滑，无鳞屑，质地较硬，无压痛。

◎ 实验室检查：无明显异常。

◎ 病理学检查：表皮大致正常。真皮内可见大量梭形细胞呈束状排列，细胞胞质嗜酸性，核细长，两端钝圆，未见明显异型性及核分裂象，肿瘤周围无包膜，外周散在淋巴细胞及组织细胞浸润。

◎ Van Gieson（VG）染色（+）。

◎ 免疫组化染色：SMA（+），Desmin（+）。

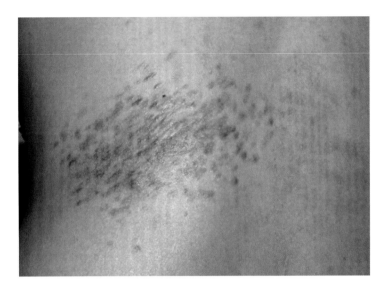

◀ 临床特征：左腰背部密集分布大量绿豆至黄豆大小的红色丘疹或结节，部分融合成斑块，表面光滑，无鳞屑

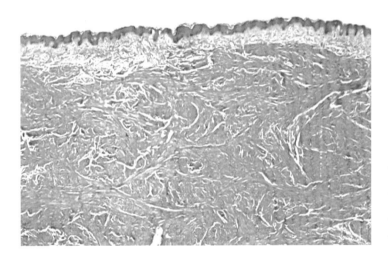

◀ 病理学特征：表皮大致正常。真皮内可见大量嗜碱性梭形细胞呈束状排列，肿瘤周围无包膜

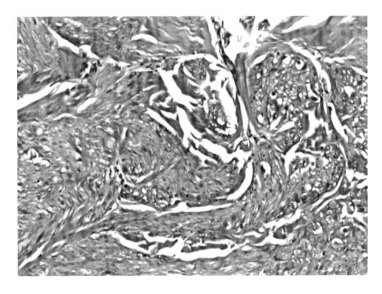

◀ 病理学特征：真皮内可见大量梭形细胞呈束状排列，细胞胞质嗜酸性，核细长，两端钝圆，未见明显异型性及核分裂象

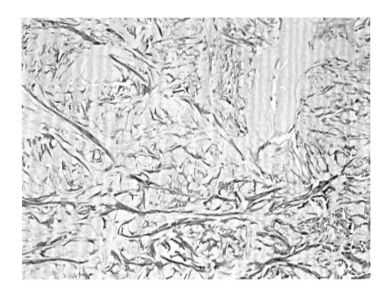

◀VG染色（＋）。肿瘤
细胞呈黄色，其间夹杂
红染的胶原纤维

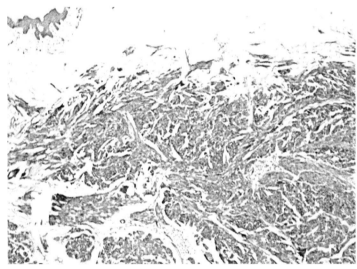

◀免疫组化：肿瘤细胞
胞质SMA（＋）

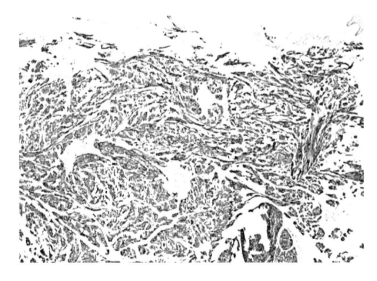

◀免疫组化：肿瘤细胞
胞质Desmin（＋）

|　临床要点　|

▶ 毛发平滑肌瘤是一种良性皮肤平滑肌来源肿瘤。

▶ 多见于年轻人，男女发病率大致相等。

▶ 好发部位为胸、背及四肢。

▶ 临床表现为群集分布的肤色至红褐色丘疹、结节，部分可融合成斑块，质地较硬，生长缓慢，单发者相对少见。

▶ 多伴疼痛，遇冷后疼痛加重，冰块试验（+）。

▶ 组织病理学：真皮或皮下组织散在分布大量增生粗大的平滑肌束，纵横交错，核细长而两端钝圆，无异型性及核分裂。

▶ 可应用Van Gieson染色及Masson染色区别胶原纤维和平滑肌纤维。

▶ 临床上单发损害需要与皮肤纤维瘤、神经鞘瘤、神经纤维瘤及其他附属器肿瘤鉴别，多发损害需要与神经纤维瘤及转移癌鉴别。

（陆军军医大学第一附属医院皮肤科　邓思思　翟志芳）

发疹性胶原瘤
Eruptive collagenoma

| 临床资料 |

◎ 患者，男性，24岁。

◎ 右臀股部皮疹缓慢增多增大12年，不伴痒痛。

◎ 患者12年前无明显诱因右臀股部出现数个粟粒至米粒大小肤色丘疹，无自觉症状，未诊疗，之后皮疹缓慢增多、增大。

◎ 既往体健，系统检查无异常。

◎ 家族中无此类皮肤病病史。

◎ 皮肤科检查：右臀股部可见带状分布、多发的粟粒至豌豆大小肤色丘疹，境界清楚，可有聚集融合，质硬，无触痛、压痛。

◎ 实验室检查：无明显异常。

◎ 病理学检查：表皮轻度棘层肥厚。真皮显著增厚，胶原纤维增粗、致密、排列紊乱。

◎ Verhoeff-Van Gieson染色：真皮层弹性纤维明显减少，可见断裂、颗粒状碎裂。

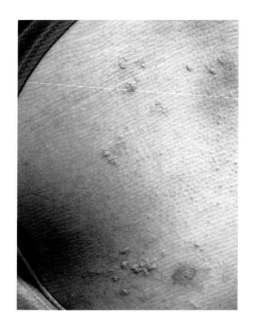

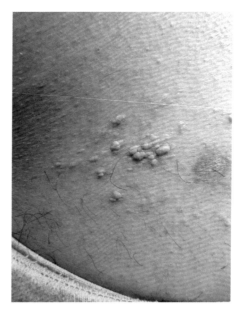

▲ 临床特征：右臀股部可见带状分布、多发的粟粒至豌豆大小肤色丘疹，境界清楚，可有聚集融合

▲ 临床特征：右股部可见带状分布、多发的粟粒至豌豆大小肤色丘疹，境界清楚，可有聚集融合

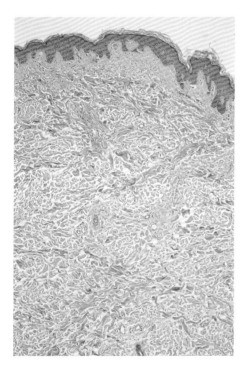

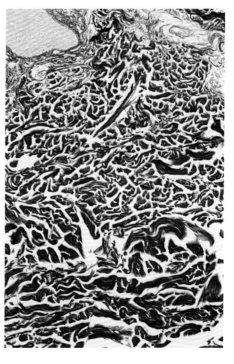

▲ 病理学特征：表皮轻度棘层肥厚。真皮显著增厚，胶原纤维增粗、致密、排列紊乱

▲ Verhoeff-Van Gieson染色：真皮层弹性纤维明显减少，可见断裂、颗粒状碎裂

| 临床要点 |

► 发疹性胶原瘤是结缔组织痣的胶原亚型。

► 本病罕见，为一种真皮胶原增加的皮肤错构瘤，一般不伴随系统疾病。

► 多见于青春期发病，高加索人中男性多见。

► 好发部位为躯干和四肢近端，罕见于耳部、足跖部和女阴。

► 临床表现为质硬的、肤色丘疹、结节或斑块，直径0.5～5.0 cm，皮损可以多发，数目可达上百个甚至更多，呈带状或线状分布者罕见。

► 无自觉症状。

► 组织病理学：表皮大致正常。真皮增厚，有时取代部分皮下组织，胶原束异常增厚、排列紊乱，伴弹性纤维减少、碎裂。

► Verhoeff-Van Gieson染色：真皮层弹性纤维减少、断裂或消失。

（首都医科大学附属北京朝阳医院皮肤科　冉立伟）

病例 **81** 席纹状胶原瘤
Storiform collagenoma

| 临床资料 |

◎ 患者，女性，58岁。

◎ 背部肿物2年。

◎ 患者2年前无明显诱因背部出现绿豆大小肤色结节，渐增大，无自觉症状。

◎ 既往体健，系统检查无异常。

◎ 皮肤科检查：背部可见一直径约1 cm粉红色结节，表面见血管扩张，境界清楚，质韧，无压痛。

◎ 实验室检查：无明显异常。

◎ 病理学检查：表皮大致正常。真皮内见一境界清楚的肿瘤结节，由透明样变胶原束组成。胶原束呈席纹状排列，胶原束间可见间隙分隔，伴少量梭形细胞。

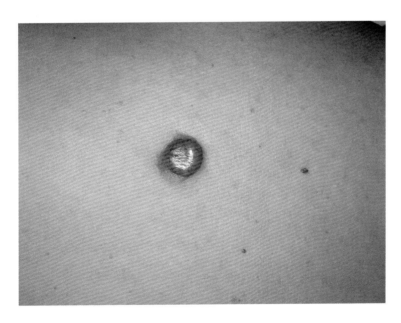

◄临床特征：背部可见一直径约1 cm粉红色结节，境界清楚，表面见血管扩张

269

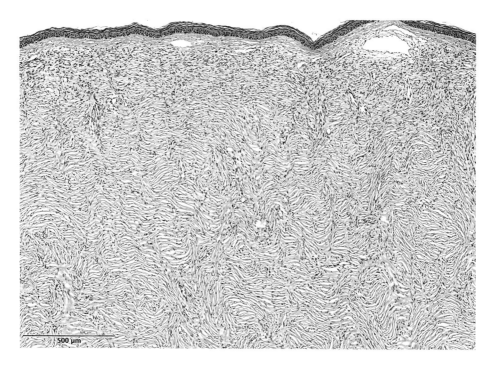

▲ 病理学特征：真皮内可见一境界清楚的肿瘤结节，由透明样变的胶原束组成。胶原束呈席纹状排列，胶原束间可见间隙分隔，伴少量梭形细胞

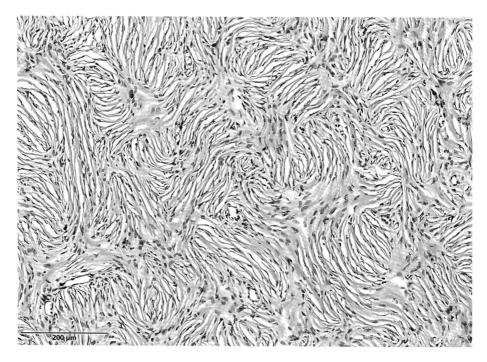

▲ 病理学特征：透明样变的胶原束呈席纹状排列，胶原束间可见间隙分隔，伴少量梭形细胞

｜ 临床要点 ｜

► 席纹状胶原瘤是一种起源于成纤维细胞的肿瘤，又称硬化性纤维瘤（sclerotic fibroma）。

► 多见于中青年。

► 好发部位为面、颈、四肢，也可见于头皮、躯干。

► 临床表现为单发的缓慢生长的粉红色、白色或肤色结节。

► 无自觉症状。

► 组织病理学：真皮内可见境界清楚的肿瘤结节，由透明样变的胶原束呈席纹状排列组成。胶原束间可见间隙形成，细胞成分较少，偶见梭形细胞。

► 临床上需要与腱鞘纤维瘤、硬化性脂肪瘤、纤维腺瘤及单发的肌纤维瘤鉴别。

（北京医院皮肤科　何月希　常建民）

席纹状胶原瘤
Storiform collagenoma

| **临床资料** |

◎ 患者，女性，58岁。

◎ 右侧大阴唇结节3年。

◎ 患者3年前无明显诱因右侧大阴唇外侧出现一肤色结节，无痛痒，缓慢增大，无破溃。

◎ 既往体健，系统检查无异常。

◎ 皮肤科检查：右侧大阴唇外侧可见一1.5 cm×1.7 cm单发肤色结节，境界清楚，质韧，表面光滑，可见毛细血管扩张。

◎ 实验室检查：无明显异常。

◎ 病理学检查：真皮内可见一边界清楚的结节，由大量胶原纤维束组成，排列成席纹状，纤维束间可见大量裂隙。

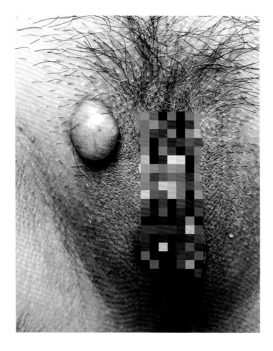

◀临床特征：右侧大阴唇外侧可见一肤色单发结节，表面光滑，可见毛细血管扩张

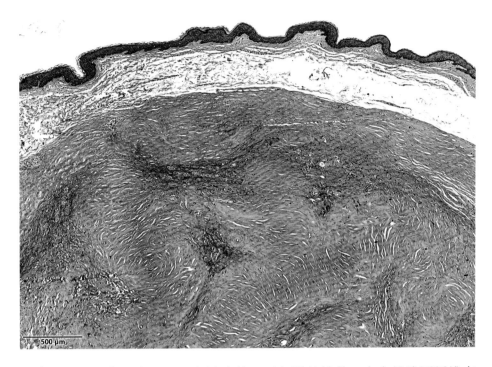

▲ 病理特征：真皮内可见一边界清楚、无包膜的结节，由大量胶原纤维束组成

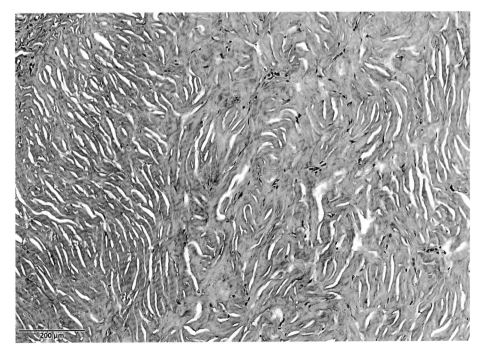

▲ 病理特征：胶原纤维束呈席纹状排列，纤维束间可见大量裂隙

| 临床要点 |

▶ 席纹状胶原瘤又称为硬化性纤维瘤（sclerotic fibromas），是一种罕见的良性软组织肿瘤。

▶ 由于成纤维细胞增殖导致 I 型胶原增加所产生。

▶ 多发性席纹状胶原瘤被认为是Cowden综合征的重要表现。

▶ 多见于中青年。

▶ 好发部位为面部和四肢，也可见于头皮、躯干，极少发生在口腔黏膜和甲床。

▶ 临床表现为缓慢增大、境界清楚的粉红色或肤色的丘疹或结节。

▶ 无自觉症状。

▶ 组织病理学：真皮内可见局限性无包膜结节，胶原纤维排列成席纹状或同心圆状，胶原束间可见裂隙形成。

▶ 免疫组化：Vimentin（+），CD34（+）。

▶ 临床上需要与皮肤纤维瘤、角化棘皮瘤、瘢痕疙瘩及隆突性皮肤纤维肉瘤鉴别。

（北京市仁和医院皮肤科　吴昊）

病例 83 浅表血管黏液瘤
Superficial angiomyxoma

| 临床资料 |

◎ 患者，女性，22岁。

◎ 阴阜肿物渐增大1年余，不伴痒痛。

◎ 患者1年余前无明显诱因发现阴阜黄豆大小肿物，不伴痒痛，渐增大。

◎ 既往体健，系统检查无异常。

◎ 皮肤科检查：阴阜可见一直径约4 cm、肤色、息肉状肿物，表面皮肤正常、有褶皱，蒂较宽，质软，无压痛；未见蓝痣及大量雀斑样痣。

◎ 实验室检查：无明显异常。

◎ 病理学检查：真皮全层可见多个境界不清的黏液样小叶，小叶内包含梭形细胞、星状细胞及小血管，还可见纤细的胶原束、稀疏的淋巴细胞和散在的肥大细胞。

◎ 免疫组化：梭形细胞及星状细胞Vimentin（＋），CD34（＋），S100（－）。

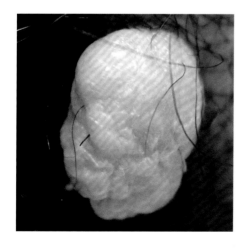

▲ 临床特征：阴阜可见一直径约4 cm、肤色、息肉状肿物，表面皮肤正常、有褶皱

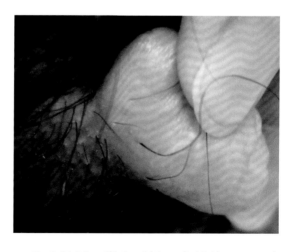

▲ 临床特征：阴阜可见一直径约4 cm、肤色、息肉状肿物，蒂较宽

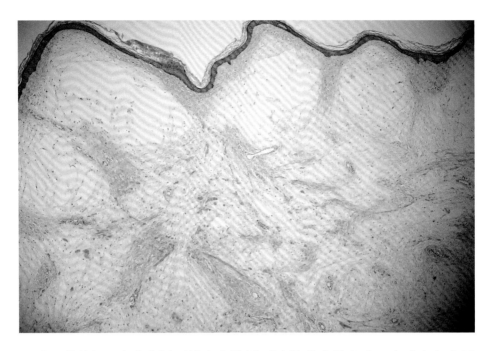

▲ 病理学特征：真皮全层可见多个境界不清的黏液样小叶，小叶内包含纤细的胶原束

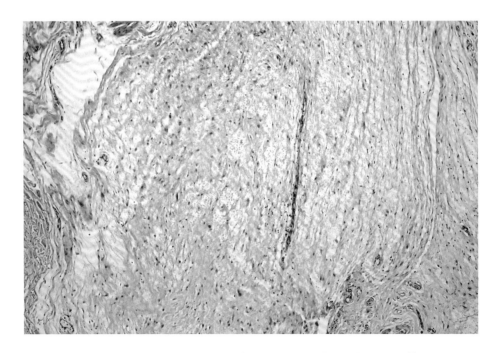

▲ 病理学特征：黏液样小叶内包含梭形细胞、星状细胞及小血管，还可见纤细的胶原束、稀疏的淋巴细胞和散在的肥大细胞

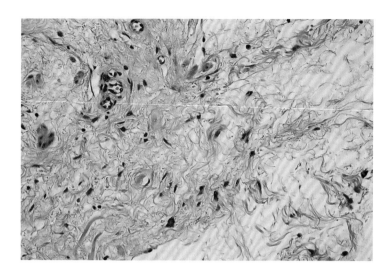

◀病理学特征：黏液样小叶内包含梭形细胞、星状细胞及小血管，还可见纤细的胶原束、稀疏的淋巴细胞和散在的肥大细胞

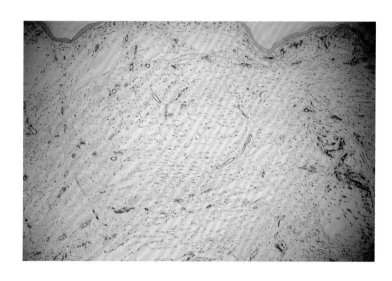

◀免疫组化：梭形细胞及星状细胞Vimentin（＋）

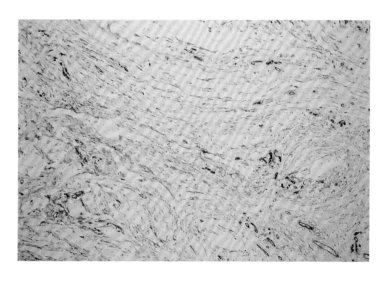

◀免疫组化：梭形细胞及星状细胞CD34（＋）

| 临床要点 |

▶ 浅表血管黏液瘤是黏液瘤的特殊亚型。

▶ 本病罕见，是一种真皮或皮下组织肿瘤，特征是黏液样基质中有小血管和稀疏的梭形细胞。

▶ 多见于成人，男女发病无差异。

▶ 好发部位为躯干、头颈部及外生殖器。

▶ 临床表现为无症状的孤立性丘疹、结节或息肉，直径可达5 cm，甚至更大，生长缓慢。皮损多发者，需要考虑Carney综合征。

▶ 组织病理学：肿瘤位于真皮或皮下组织，由多个境界不清的黏液样小叶组成，小叶表现为丰富的、嗜碱性黏液样基质中有小血管、梭形细胞和星状细胞，常可见稀疏的炎症细胞浸润，以淋巴细胞和中性粒细胞为主。有时可见上皮成分，包括上皮样条索或角囊肿。

▶ 免疫组化：基质中梭形细胞及星状细胞Vimentin（＋），CD34（＋），部分病例FXⅢa（＋），S100（－），Desmin（－）。

（首都医科大学附属北京朝阳医院皮肤科　冉立伟）

结节性类弹性纤维病
Nodular elastoidosis

| 临床资料 |

◎ 患者，男性，64岁。

◎ 右颧部皮疹10年。

◎ 患者10年前无明显诱因右颧部出现局部皮肤增厚发黄，表面散在多个黑头粉刺，逐渐扩大，无自觉症状。

◎ 既往体健，有长期吸烟史，系统检查无异常。

◎ 皮肤科检查：右颧部可见一直径约4 cm大小黄色斑块，边界较清，表面凹凸不平呈橘皮样外观，上有针尖大小黑色角栓。

◎ 实验室检查：无明显异常。

◎ 病理学检查：表皮萎缩，表皮突消失，毛囊角栓。真皮上层弥漫性日光弹力纤维变性，真皮内多个囊肿形成，囊内充满角质物。

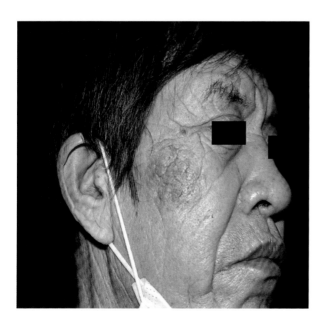

◀临床特征：右颧部可见一黄色斑块，表面凹凸不平呈橘皮样外观，上有针尖大小黑色角栓

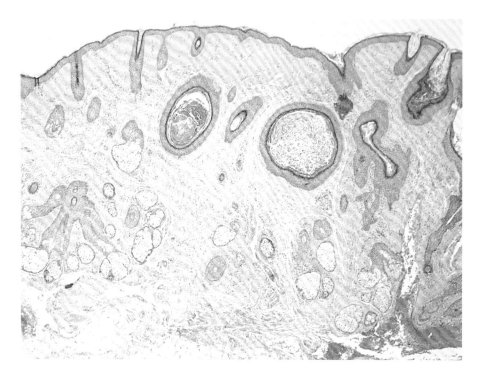

▲ 病理学特征：毛囊角栓；真皮上层弥漫性日光弹力纤维变性，表现为蓝色无定形物质；真皮内可见数个圆形囊肿，囊内充满角质物

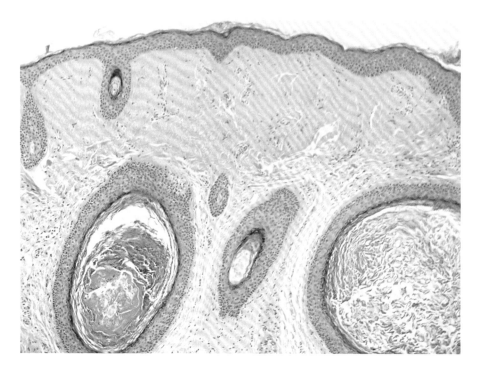

▲ 病理学特征：毛囊角栓；真皮上层弥漫性日光弹力纤维变性，表现为蓝色无定形物质；真皮内可见数个圆形囊肿，囊内充满角质物

| 临床要点 |

▶ 结节性类弹性纤维病又称日光性粉刺，发病机制不清，可能与吸烟、日光照射有关。

▶ 多见于有长期曝光史的老年男性。

▶ 好发部位为眼外侧、颧部、颈背部等长期暴露于日光的部位，常对称分布。

▶ 临床表现为多发开放性黑头粉刺的黄色斑块或结节，呈橘皮样外观。

▶ 无自觉症状。

▶ 组织病理学：表皮萎缩，毛囊角栓；真皮上部日光弹力纤维变性。真皮内可见数个圆形囊肿，囊内充满角质物及皮脂。

▶ 临床及病理上需要与胶样粟丘疹及黄色瘤鉴别。

（北京大学人民医院皮肤科　王安然　陈雪）

| 临床资料 |

◎ 患者，女性，26岁。

◎ 双腋下皮疹伴痒痛1年余。

◎ 患者1年余前无明显诱因双腋下起疹、破溃，有时痒痛，在外院按"皮肤感染"给予夫西地酸乳膏外用等治疗，无明显疗效。

◎ 既往体健，系统检查无异常。

◎ 皮肤科检查：双腋下可见条带状浸润性红色斑块、粟粒至黄豆大小红色丘疹，表面有糜烂、浅溃疡，以左侧为著。

◎ 实验室检查：无明显异常。

◎ 病理学检查：表皮灶状糜烂、溃疡，表皮内有组织细胞浸润并有微脓肿样聚集。真皮上中部可见密集组织细胞浸润，其间及其周围可见淋巴细胞、少量嗜酸性粒细胞和浆细胞浸润；组织细胞胞质丰富、嗜酸性，胞核泡状，可见纵向沟巢，呈肾形。

◎ 免疫组化：组织细胞S100（+），CD1a（+），CD68（+），Langerin（+）。

◎ *BRAF-V600E*基因突变检测（−）。

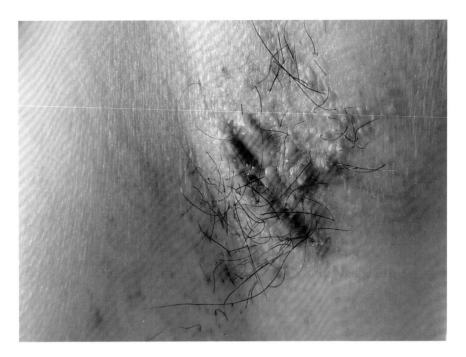

▲ 临床特征：左腋下可见条带状浸润性红色斑块、粟粒至黄豆大小红色丘疹，表面有糜烂、浅溃疡

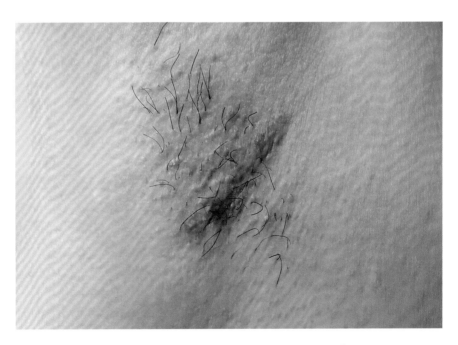

▲ 临床特征：右腋下可见条带状浸润性红色斑块、米粒大小红色丘疹，表面有糜烂、浅溃疡

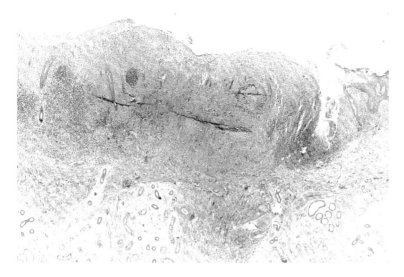

◀ 病理学特征：表皮灶状糜烂、溃疡。真皮上中部可见密集组织细胞浸润，其间及其周围可见淋巴细胞、少量嗜酸性粒细胞和浆细胞浸润

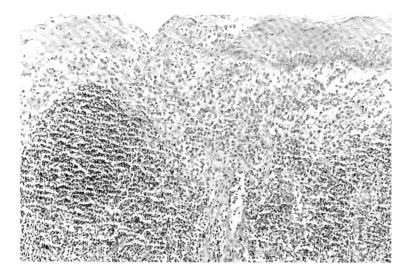

◀ 病理学特征：表皮内有组织细胞浸润并有微脓肿样聚集。真皮上中部可见密集组织细胞浸润，其间及其周围可见淋巴细胞、少量嗜酸性粒细胞和浆细胞浸润

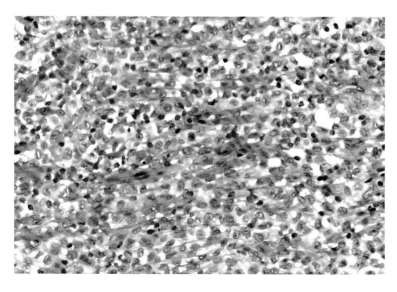

◀ 病理学特征：组织细胞胞质丰富、嗜酸性，胞核泡状，可见纵向沟巢，呈肾形

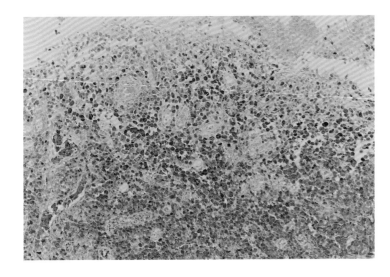

◀ 免疫组化：组织细胞
S100（＋）

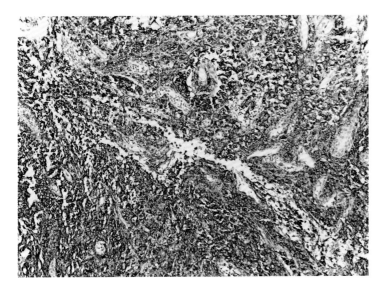

◀ 免疫组化：组织细胞
CD1a（＋）

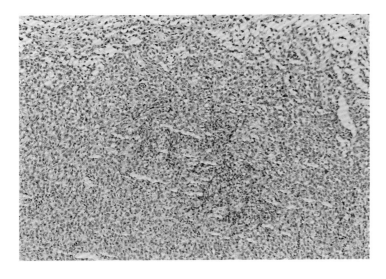

◀ 免疫组化：组织细胞
Langerin（＋）

| 临床要点 |

► 朗格汉斯细胞组织细胞增生症（LCH），既往称为组织细胞增生症X，是一种罕见的以朗格汉斯细胞克隆性增生为特征的疾病。

► 根据临床表现，将LCH分为Hashimoto-Pritzker病、嗜酸性肉芽肿、Hand-Schüller-Christian病和Letterer-Siwe病。国际组织细胞协会根据器官、系统受累情况分为单系统LCH和多系统LCH。

► 多见于1~3岁儿童，亦可发生于成人。

► 好发部位为头皮、耳部及皮肤间擦部位，也可发生于面部、躯干等。

► 临床表现为湿疹样或脂溢性皮炎样皮损，也可表现为糜烂、难愈性溃疡、丘疹性、结节性皮损等；系统受累可以累及肺、肝、脾、垂体或骨等。

► 组织病理学：特征性表现为真皮上部大的卵圆形细胞簇集成片状，细胞胞质丰富、嗜酸性，胞核泡状，常有纵向沟巢，可呈肾形；细胞具有亲表皮性，有时在表皮内形成微脓肿样聚集，很少浸润至真皮网状层；可伴有其他炎症细胞浸润，包括淋巴细胞、嗜酸性粒细胞、中性粒细胞、肥大细胞或多核巨细胞等。

► 免疫组化：朗格汉斯细胞S100、CD1a及Langerin（＋）。

► 朗格汉斯细胞超微结构特征为网球拍样外观的Birbeck颗粒。

► 部分LCH患者的组织标本中有*BRAF-V600E*基因突变。

（首都医科大学附属北京朝阳医院皮肤科　冉立伟）

朗格汉斯细胞组织细胞增生症
Langerhans cell histiocytosis

| 临床资料 |

◎ 患者，男性，39岁。

◎ 鼻部赘生物3年。

◎ 患者3年前无明显诱因鼻部出现赘生物，夏季加重，曾于外院诊断为"增生肥大型玫瑰痤疮"，间断予以"羟氯喹""甲硝唑胶囊"治疗，疗效欠佳。

◎ 既往体健，系统检查无异常。

◎ 皮肤科检查：鼻尖及鼻翼两侧可见红斑、丘疹及结节，融合成斑块，表面结痂，质地较硬；双眼内眦及上睑缘可见黄色扁平斑块。

◎ 实验室检查：无明显异常。

◎ 影像学检查：磁共振成像脊柱全长平扫+增强：C7、S2、骶骨及左侧髂骨多发骨质破坏，伴C7椎体压缩，相应脊髓受压，性质待定，转移待排。

◎ 病理学检查：真皮内可见弥漫的组织细胞、淋巴细胞、中性粒细胞、嗜酸性粒细胞呈结节状浸润，其中可见部分细胞体积较大，细胞境界清楚，核大或奇异状，胞质含有颗粒或细胞碎片。

◎ 免疫组化：S100（+），CD1a（+++），CD163（+），Langerin（++），CyclinD1（+），CD3（−），CD20（−），CD138（−），CD30（−），Ki67约15%（+）。

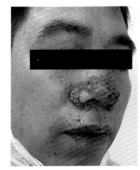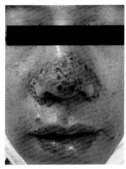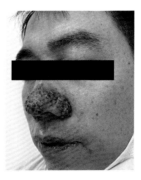

◀临床特征：鼻尖及鼻翼两侧可见红斑、丘疹及结节，融合成斑块，表面结痂

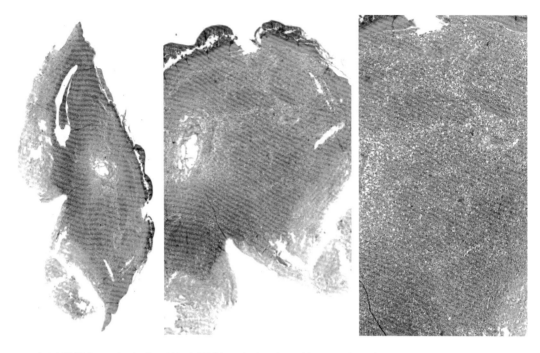

▲ 病理学特征：真皮内可见弥漫的组织细胞、淋巴细胞、中性粒细胞、嗜酸性粒细胞呈结节状浸润

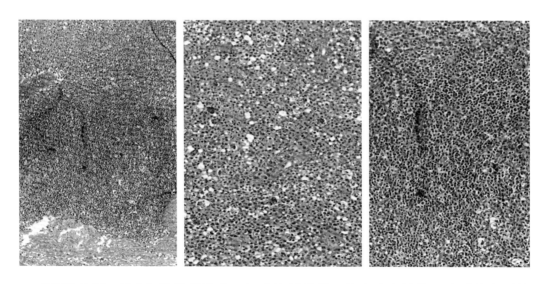

▲ 病理学特征：部分细胞体积较大，细胞境界清楚，核大或奇异状，胞质含有颗粒或细胞碎片

| 临床要点 |

▶ 朗格汉斯细胞组织细胞增生症（LCH）是一种罕见的克隆性增生性疾病，可分为单系统LCH（SS-LCH）和多系统LCH（MS-LCH），骨骼和皮肤受累概率更高。

▶ 根据临床表现可分为Hashimoto-Pritzker病、嗜酸性肉芽肿、Hand-Schüller-Christian病和Letterer-Siwe病。

▶ 多见于儿童，也可发生于成人。

▶ 好发部位为头皮、躯干及间擦部位。

▶ 临床表现为脂溢性皮炎样改变或伴糜烂增殖的斑块；可伴有不同程度的系统受累。

▶ 组织病理学：真皮内可见组织细胞浸润形成肉芽肿性病变，常伴有数量不等的嗜酸性粒细胞、淋巴细胞、中性粒细胞等非特异性炎症细胞浸润，可见特征性肾形核或奇异状核的朗格汉斯细胞。

▶ 免疫组化：朗格汉斯细胞S100、CD1a及Langerin（＋）。

▶ 病理上需要与组织细胞肉瘤、滤泡树突状细胞肿瘤鉴别。

（中南大学湘雅医院皮肤科　黄莹雪　陈明亮）

病例 87 先天性自愈性网状组织细胞增生症
Congenital self-healing reticulohistiocytosis

| 临床资料 |

◎ 患儿，男性，生后1天。

◎ 右足紫红色皮疹生后即有。

◎ 患儿生后即发现右足足背、内侧、足底紫红色皮疹。

◎ 患儿系第一胎第一产，胎龄38周$^{+5}$，出生后1分钟和5分钟Apgar评分均为10分；无排尿增多。

◎ 母亲无妊娠合并症及并发症，既往无单纯疱疹等病史。

◎ 系统检查：无浅表淋巴结肿大和肝脾肿大。

◎ 皮肤科检查：右足足背、足内侧、足底可见暗紫红色斑块，其上可见出血、结痂，周围可见直径1~4mm大小肤色或紫红色丘疹，质韧，部分融合；黏膜（−）。

◎ 实验室检查：血常规、肝肾功能未见异常；疱疹病毒核酸检测（−）。

◎ 影像学检查：四肢长骨片、头颅MRI未见骨质缺失；超声未见肝脾淋巴结肿大。

◎ 病理学检查：真皮内可见密集组织细胞弥漫浸润，并伴表皮破坏；浸润细胞胞质丰富、嗜酸性，胞核大而多形、呈空泡状，可见核沟形成，部分为"咖啡豆"样；周围可见大量嗜酸性粒细胞浸润。

◎ 免疫组化：S100、CD1a及Langerin（+）。

◎ *BARF*（*V600E*）检测（−）。

◎ 患儿随访半年皮疹完全消退，遗留足底浅表瘢痕；随访2年未见其他系统异常。

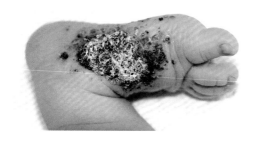 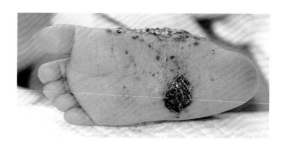

▲ 临床特征：右足足背、足内侧可见暗紫红色斑块，周围可见簇集分布的直径1～4 mm大小的肤色或紫红色丘疹，部分融合，伴出血和结痂

▲ 临床特征：右足足底可见暗紫红色斑块，附着直径1.5 cm大小的出血性痂壳，周围可见散在直径1～2 mm大小的肤色至暗紫红色丘疹

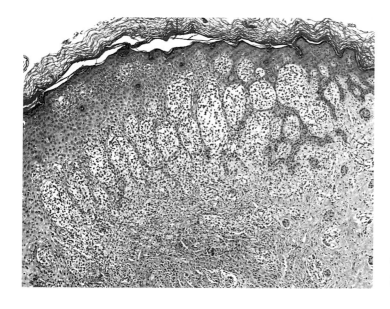

◀ 病理学特征：真皮内可见密集组织细胞弥漫浸润，并伴表皮破坏，伴散在嗜酸性粒细胞浸润

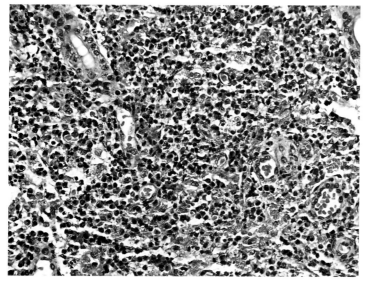

◀ 病理学特征：浸润细胞胞质丰富、嗜酸性，胞核大而多形、呈空泡状，可见核沟形成，部分为"咖啡豆"样，周围可见大量嗜酸性粒细胞浸润

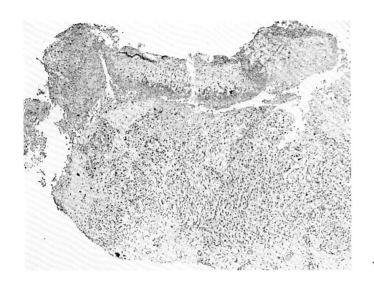

◀ 免疫组化：S100（＋）

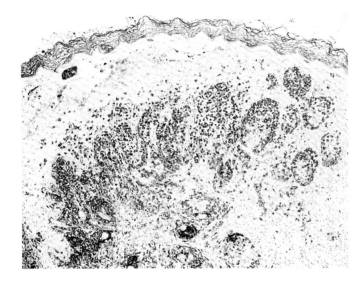

◀ 免疫组化：CD1a（＋）

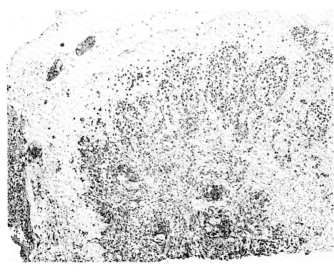

◀ 免疫组化：Langerin（＋）

| 临床要点 |

▶ 先天性自愈性网状组织细胞增生症是LCH的一种罕见亚型，可自愈。

▶ 多于出生时或生后不久发病，男女患病比为1.5∶1。

▶ 好发部位为头面部，亦可累及任何部位包括掌跖。

▶ 临床表现为棕红色至紫红色丘疹、结节，可伴有出血和结痂；若皮损泛发，可播散全身，表现为"蓝莓松饼"样斑疹；皮损数天内迅速发展，常于2~3个月内消退。

▶ 组织病理学：真皮中上层或皮下组织可见密集组织细胞浸润，侵袭破坏表皮；浸润细胞胞质丰富、嗜酸性，呈"毛玻璃"状或含颗粒，胞核大而多形、呈空泡状，有切迹，并可见多核巨细胞。

▶ 免疫组化：S100、CD1a及Langerin（＋）。

▶ 电镜下细胞内可见特征性Birbeck颗粒。

▶ 临床上需要与新生儿疱疹病毒感染、血液系统肿瘤及其他类型的朗格汉斯细胞组织细胞增生症鉴别。

（首都医科大学附属北京儿童医院皮肤科　张斌　何瑞　马琳）

病例 **88** 渐进坏死型黄色肉芽肿
Necrobiotic xanthogranuloma

临床资料

◎ 患者，女性，86岁。

◎ 睑周皮疹2个月。

◎ 患者2个月前无明显诱因睑周出现黄色丘疹，逐渐扩大融合，无自觉症状。

◎ 既往体健，系统检查无异常。

◎ 皮肤科检查：双眼睑周可见散在黄色结节、斑块，部分融合，无破溃。

◎ 实验室检查：补体C4 0.05 g/L↑，IgA 0.50 g/L↓，IgG 43.10 g/L↑，κ轻链 1.96 g/L↓，λ 轻链 51.4 g/L↑，κ/ λ 0.04↓，γ球蛋白36.1%↑。

◎ 病理学检查：表皮萎缩。真皮全层及皮下组织可见大片渐进性坏死及肉芽肿样浸润交替分布，大片胶原嗜酸性变性，伴有较多的胆固醇结晶裂隙，周围可见大量Touton巨细胞、多核巨细胞、泡沫样细胞、上皮样细胞浸润。

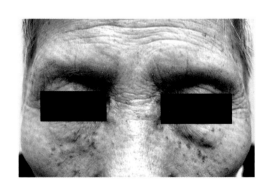

▲ 临床特征：双眼睑周可见黄色结节、斑块

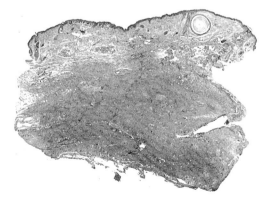

▲ 病理学特征：真皮全层及皮下组织可见大片渐进性坏死及肉芽肿样浸润交替分布

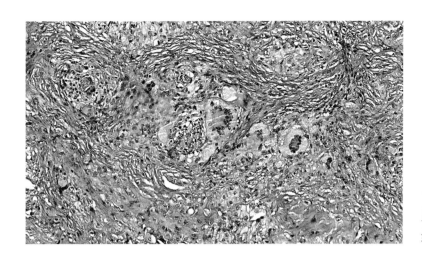

◀病理学特征：可见大量的Touton巨细胞吞噬脂质

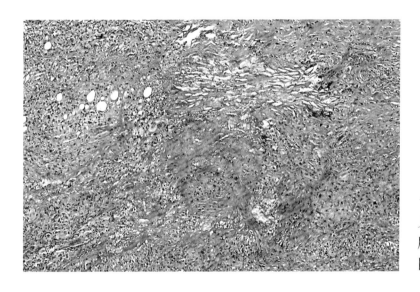

◀病理学特征：可见大片嗜酸性变性胶原，其间可见胆固醇结晶裂隙

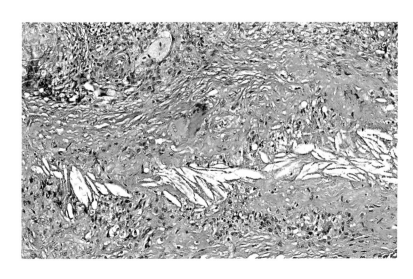

◀病理特征：可见明显的胆固醇结晶裂隙

| 临床要点 |

► 渐进坏死型黄色肉芽肿是一种少见的黄色肉芽肿。

► 多见于中老年人。

► 好发部位为眶周，亦可发生于颈部、躯干及四肢近端。

► 临床表现为边界清楚、形状不规则的亮黄色结节、斑块，表面萎缩，有瘢痕及毛细血管扩张，偶有破溃、出血。

► 无自觉症状。

► 可出现眼部并发症，如角膜炎、巩膜炎、葡萄膜炎，甚至失明。

► 实验室检查：贫血、白细胞减少、红细胞沉降率增加；可出现单克隆副球蛋白血症。

► 组织病理学：真皮及皮下脂肪层广泛的渐进性坏死与肉芽肿性浸润交替分布，坏死的胶原表现为无定形的嗜酸性碎片，肉芽肿性浸润由上皮样组织细胞、泡沫细胞和巨细胞（多为Touton巨细胞，偶有异物巨细胞）组成，可见胆固醇结晶裂隙。

► 临床上需要与睑黄瘤鉴别，病理上需要与其他肉芽肿性皮炎如环状肉芽肿、结节病及皮肤结核鉴别。

（重庆医科大学附属第一医院皮肤科　陈柯君　方圣）

渐进坏死型黄色肉芽肿
Necrobiotic xanthogranuloma

| 临床资料 |

◎ 患者，男性，51岁。

◎ 全身多发红棕色丘疹、斑块6年。

◎ 患者6年前无明显诱因背部出现数个红色丘疹，渐增多，无自觉症状。5年前左前臂皮肤出现暗红色鸡蛋大小的肿物。3年前皮疹突然增多变大，颜色为红色或淡黄色，部分皮疹逐渐融合，皮疹渐波及下腹部及面部，仍无自觉症状。发病来无畏寒发热，近1年体重下降5 kg，自觉乏力。

◎ 既往患乙型病毒性肝炎10年，3年前发现肝硬化；系统检查无明显异常。

◎ 皮肤科检查：面部、双上肢、下腹部和背部可见散在大小不等的暗红色、淡黄色丘疹、结节、斑块，部分融合，边界清楚，表面光滑，无破溃、鳞屑。

◎ 实验室检查：红细胞沉降率50 mm/h↑，血清IgG 17.7 g/L↑；血清蛋白电泳：γ球蛋白21.75%↑，α_2球蛋白12.1%↑。

◎ 病理学检查：表皮大致正常。真皮内可见部分胶原变性坏死，其周围有大量组织细胞、泡沫细胞、多核巨细胞、Touton细胞形成的肉芽肿结构，可见胆固醇裂隙。

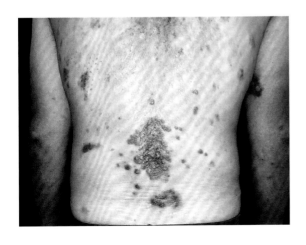

◀临床特征：背部可见多发暗红色丘疹、结节、斑块，部分融合，中央略呈淡黄色，形态不规则，边界清楚，表面光滑，无鳞屑、破溃

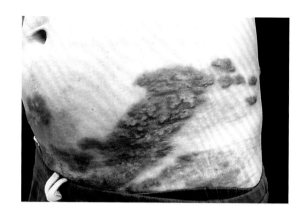

◀临床特征：下腹部可见大片暗红色斑块，中央略呈淡黄色，形态不规则，边界清楚，表面光滑，无鳞屑、破溃

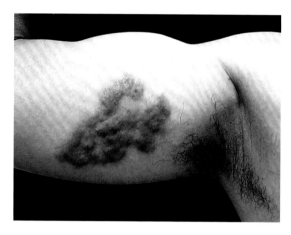

◀临床特征：右上肢可见暗红色斑块，中央略呈淡黄色，形态不规则，边界清楚，表面光滑，无鳞屑、破溃

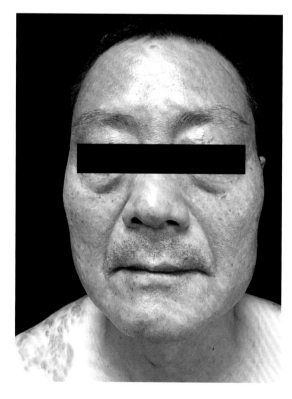

◀临床特征：双眼眶周可见淡黄色斑块，形态不规则，边界清楚，表面光滑

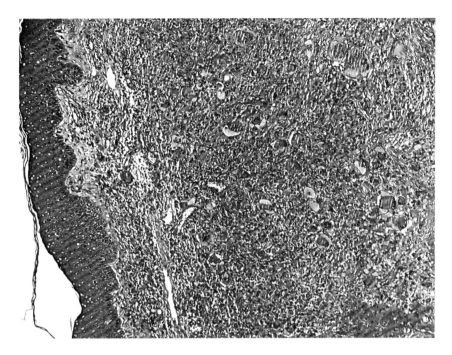

▲ 病理学特征：表皮大致正常。真皮内部分胶原变性坏死，其周围有大量组织细胞、泡沫细胞、多核巨细胞及Touton细胞形成的肉芽肿结构，可见胆固醇裂隙

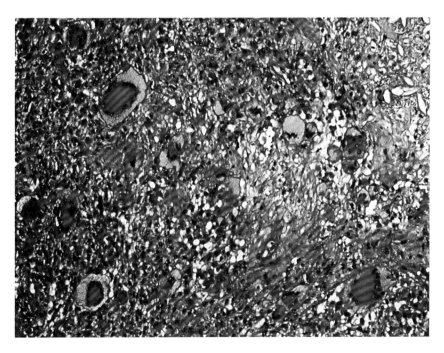

▲ 病理学特征：可见局部胶原坏死，周围有大量组织细胞、泡沫细胞、多核巨细胞及Touton细胞形成的肉芽肿结构，可见胆固醇裂隙

| 临床要点 |

▶ 渐进坏死型黄色肉芽肿属于非朗格汉斯细胞组织细胞增生症的一种。

▶ 多见于中老年人。

▶ 好发部位为眼眶周围，其次为躯干和四肢近端。

▶ 临床表现为黄色或棕红色丘疹、结节和斑块，可见毛细血管扩张、萎缩、溃疡和瘢痕形成。

▶ 无自觉症状。

▶ 可累及内脏、骨骼肌、鼻窦、眼球和中枢神经系统等；容易伴发多种浆细胞和淋巴组织增生性疾病，部分伴发副球蛋白血症，以IgG-κ型最常见。

▶ 组织病理学：表皮正常或萎缩。真皮内可见胶原变性坏死，其周围可见大量组织细胞、泡沫细胞、Touton细胞、多核巨细胞及散在淋巴细胞、浆细胞浸润，偶见黏液沉积和胆固醇裂隙。

▶ 临床及病理上需要与类脂质渐进性坏死、播散型黄瘤及多中心网状组织细胞增生症鉴别。

（中南大学湘雅二医院皮肤科　罗帅寒天　张桂英）

病例 90 多中心网状组织细胞增生症
Multicentric reticulohistiocytosis, MRH

| **临床资料** |

◎ 患者，男性，68岁。

◎ 全身红斑伴痒5个月，再发加重1个月。

◎ 患者5个月前无明显诱因背部出现红斑，微痒，逐渐发展至双大腿、双上肢。4个月前在外院诊断"无肌病性皮肌炎"，给予激素治疗（具体不详），2周后皮疹好转。3个月前，泼尼松减量至6片/天时因"胃出血"而停用。1个月前躯干、四肢再次出现类似皮疹，给予口服中药后，皮疹逐渐增多。发病来无面部水肿、咽喉疼痛、声音嘶哑，无乏力、肌肉关节酸痛等不适。

◎ 既往患糖尿病、痛风10余年，发现高血压1年。

◎ 皮肤科检查：上胸部、背部、四肢伸侧为主可见大片浸润性紫红色斑，部分融合成片状或网状，局部可见红色浸润性结节，部分呈串珠状排列，皮损中央可见正常皮岛；部分手指指关节肿胀变形，甲周可见浸润性丘疹、结节。

◎ 实验室检查：无明显异常。

◎ 病理学检查：真皮内可见密集的嗜酸性组织细胞和嗜酸性巨细胞浸润，其间可见散在的淋巴细胞浸润。

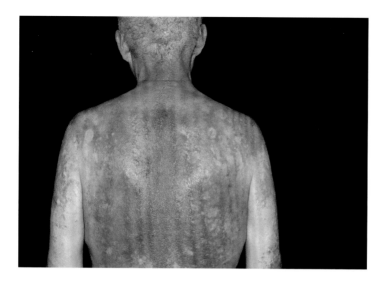

◀临床特征：上胸部、背部、四肢伸侧可见大片浸润性紫红色斑，部分融合成片状或网状，皮损中央可见正常皮岛

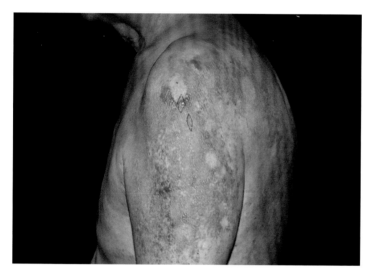

◀临床特征：局部可见红色浸润性结节，部分呈串珠状排列

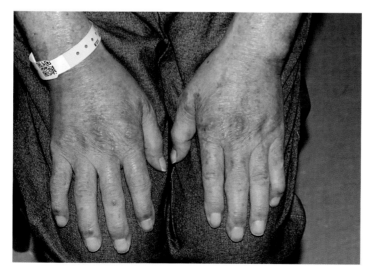

◀临床特征：部分手指指关节肿胀变形，甲周可见浸润性丘疹、结节

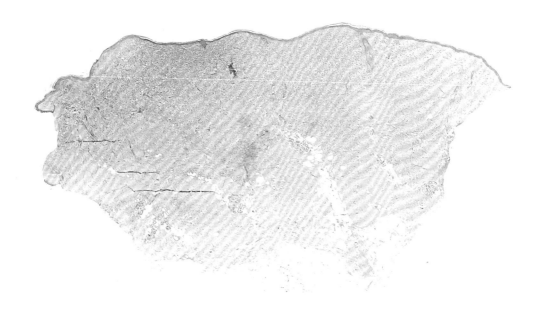

▲ 病理学特征：真皮内可见密集的嗜酸性组织细胞和嗜酸性巨细胞浸润，其间可见散在的淋巴细胞浸润

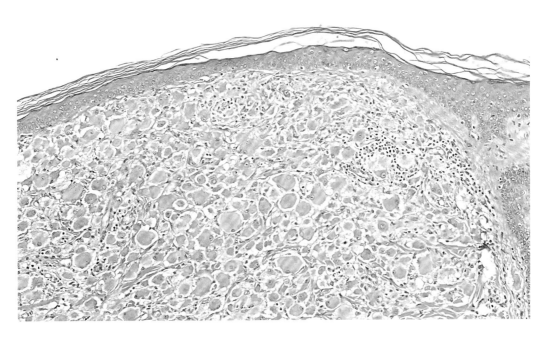

▲ 病理学特征：真皮内可见密集的嗜酸性组织细胞和嗜酸性巨细胞浸润，其间可见散在的淋巴细胞浸润

| 临床要点 |

▶ 多中心网状组织细胞增生症（MRH）是一种罕见的多系统疾病，包括皮肤组织细胞增生症和破坏性多关节炎。

▶ 多见于中年女性，男女患病率为1∶3。

▶ 好发部位为指背关节附近、手和面部，面部尤其多见于唇周、鼻唇沟及耳部。

▶ 临床表现为肤色至黄棕色丘疹和结节，质硬，直径0.5～2 cm，一般不破溃，消退后遗留凹陷萎缩斑；指甲周围皮损可呈"珊瑚珠"样排列。

▶ 黏膜损害：半数患者发生，多见于唇、舌部，表现为大小不等的丘疹、结节。

▶ 关节损害：半数患者发生，为对称性多关节炎，可致畸致残。

▶ 一般症状有发热、乏力和体重减轻。

▶ 1/4患者存在基础恶性肿瘤，常见为乳腺癌、血液系统肿瘤和胃癌。

▶ 组织病理学：真皮甚至皮下组织可见组织细胞、多核畸形巨细胞呈肉芽肿样增生，细胞胞质丰富、嗜酸性，内含均匀细颗粒状物质呈"毛玻璃"样，胞核呈泡状，核仁明显。

▶ 临床及病理上需要与类风湿关节炎、脂质代谢性疾病鉴别。

（武汉市第一医院皮肤科　苏飞　罗红玉　陈柳青）

皮肤 Rosai-Dorfman 病
Cutaneous Rosai-Dorfman disease

| 临床资料 |

◎ 患者，男性，15岁。

◎ 右侧口角肥厚斑块、结节3个月。

◎ 患者3个月前无明显诱因右侧口角出现绿豆大丘疹，逐渐增多增大，融合成斑块，无自觉症状，局部和系统服用抗生素后效果不佳。

◎ 既往体健，系统检查无异常，浅表淋巴结未触及肿大。

◎ 皮肤科检查：右侧口角可见一鸡蛋大小的红色结节，表面散在分布白色丘疹，触之质韧，结节周围可见轻度浸润性红色斑块，边界清楚。

◎ 实验室检查：无明显异常。

◎ 病理学检查：表皮大致正常。真皮浅中层可见团块状聚集的混合炎症细胞，浸润细胞以组织细胞为主，间杂大量淋巴细胞、浆细胞及少量中性粒细胞，可见组织细胞吞噬淋巴细胞现象。

◎ 免疫组化：组织细胞S100（+）、CD68（+）、CD1a（−）。

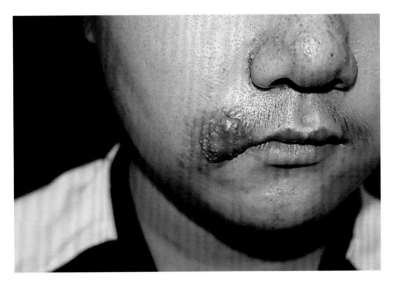

◀临床特征：右侧口角可见一鸡蛋大小红色结节，表面有散在分布的白色丘疹，周围有轻度浸润性红色斑块，边界清楚

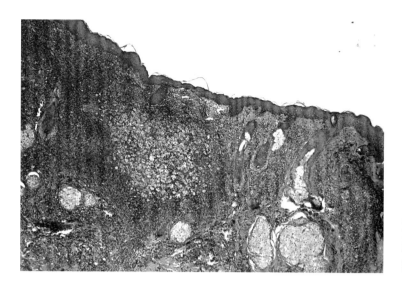

◀病理学特征：表皮大致正常。真皮浅中层可见团块状聚集的混合炎症细胞

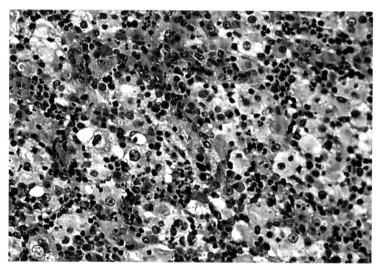

◀病理学特征：浸润细胞以组织细胞为主，间杂大量淋巴细胞、浆细胞及少量中性粒细胞，可见组织细胞吞噬淋巴细胞现象

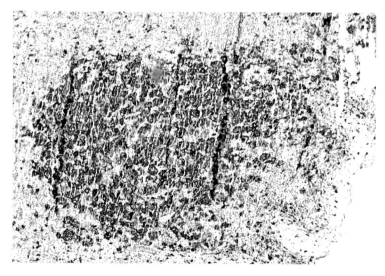

◀免疫组化：组织细胞S100（＋）

| 临床要点 |

▶ Rosai-Dorfman病又称为伴有巨大淋巴结病的窦性组织细胞增生症，是一种良性自限性疾病。

▶ 仅有皮肤损害而无淋巴结病变，称为皮肤型窦性组织细胞增生症。

▶ 多见于儿童及青年，无性别差异。

▶ 好发部位为面部、躯干或四肢。

▶ 临床表现为丘疹、结节或斑块，结节直径可达4 cm。

▶ 无自觉症状。

▶ 巨大淋巴结病通常表现为双侧颈部无痛性淋巴结肿大，伴发热。

▶ 实验室检查可出现白细胞、中性粒细胞升高，红细胞沉降率加快，高γ球蛋白血症。

▶ 组织病理学：真皮及皮下组织可见以组织细胞、浆细胞为主的炎症细胞浸润，间杂淋巴细胞及少量中性粒细胞，有时可见组织细胞吞噬淋巴细胞现象。

▶ 免疫组化：组织细胞S100（+），CD68（+），CD1a（-）。

▶ 临床及病理上需要与多中心网状组织细胞增生症、麻风、黄色肉芽肿及朗格汉斯细胞组织细胞增生症鉴别。

（西安交通大学第二附属医院皮肤科　安金刚　耿松梅）

病例 **92** ## 泛发性皮肤 Rosai-Dorfman 病
Generalized cutaneous Rosai-Dorfman disease

| 临床资料 |

◎ 患者，男性，53岁。

◎ 全身皮肤红色丘疹、结节4月余。

◎ 患者4月余前无明显诱因左上肢出现散在红色丘疹、结节，无自觉症状，抗过敏治疗效果欠佳，后皮损逐渐增多发展至全身，部分皮疹偶有触痛。

◎ 既往体健。

◎ 系统检查：双侧颌下可触及淋巴结，花生米大小，活动度可，无压痛；余未见异常。

◎ 皮肤科检查：面颈部、躯干及四肢（伸侧为主）多发米粒至黄豆大小红色、红棕色丘疹、结节，质地中等，无压痛，表面无破溃、糜烂。

◎ 实验室检查：无明显异常。

◎ 影像学检查：超声示双侧颈部、腹股沟淋巴结增大。

◎ 病理学检查（背部）：轻度角化过度。真皮浅层可见密集的组织细胞伴淋巴细胞、浆细胞及中性粒细胞、多核巨细胞浸润，可见中性粒细胞微脓疡，红细胞外溢。

◎ 腹股沟淋巴结（左侧）穿刺活检病理：无明显异常。

◎ 免疫组化：CD68（＋）、S100（＋）、CD1a（－）、Langerin（－）、Ki67 5%～10%（＋）、溶菌酶（＋）、CD3部分（＋）、CD4部分（＋）、CD8少量（＋）、CD79a少量（＋）、IgG4少量（＋）、MPO部分（＋）。

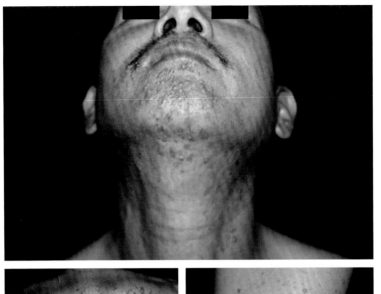

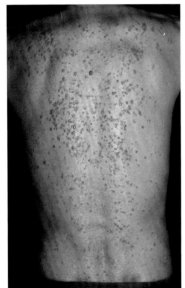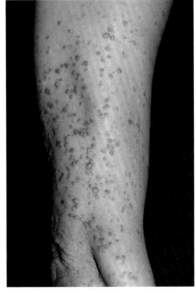

◀临床特征：面颈部、躯干及上肢可见多发米粒至黄豆大小红色、红棕色丘疹、结节

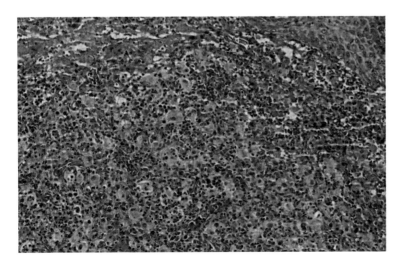

◀病理学特征：真皮浅层可见密集的组织细胞浸润，伴有淋巴细胞、浆细胞及中性粒细胞、多核巨细胞浸润，可见红细胞外溢

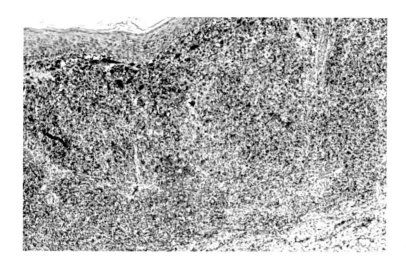

◀ 免疫组化：CD68（＋）

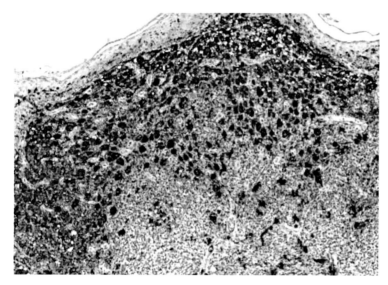

◀ 免疫组化：S100（＋）

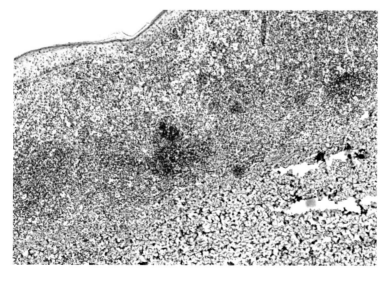

◀ 免疫组化：CD1a（－）

| 临床要点 |

▶ Rosai-Dorfman病（RDD）是一种罕见的组织细胞增生性疾病，仅有皮肤损害而无淋巴结及系统受累的RDD称为皮肤Rosai-Dorfman病（CRDD）。

▶ 多见于儿童和青年，任何年龄均可发病。

▶ 好发部位为面部，其次为躯干、四肢，可泛发全身。

▶ 临床表现为多发散在或融合的红色或红棕色浸润性丘疹、结节或斑块。

▶ 无自觉症状。

▶ 组织病理学：真皮及皮下组织可见密集的组织细胞结节样浸润，常伴有淋巴细胞、浆细胞、中性粒细胞及嗜酸性粒细胞浸润；有时血管成分增加，具有特征性；这些组织细胞含有大量淡染、嗜酸性胞质，核大呈空泡样；有时可见组织细胞吞噬淋巴细胞现象。

▶ 免疫组化：组织细胞S100（＋）、CD68（＋），也可表达组织蛋白酶D和E，CDla（－）。

▶ 临床上需要与结节病、肉芽肿及发疹性黄瘤鉴别；病理上需要与朗格汉斯细胞组织细胞增生症、恶性组织细胞增生症及淋巴瘤鉴别。

（杭州市第三人民医院　杨珍　沈宏）

疣状黄瘤
Verruciform xanthoma

| 临床资料 |

◎ 患者，男性，67岁。

◎ 右侧阴囊赘生物3年。

◎ 患者3年前无明显诱因右侧阴囊出现一粉色赘生物，无自觉症状。

◎ 皮肤科检查：右侧阴囊可见一绿豆大小粉色乳头状赘生物，质软，边界清楚，无压痛。

◎ 实验室检查：无明显异常。

◎ 病理学检查：皮损为外生性，可见蒂样结构。增生的表皮局部浆痂形成，灶状角化过度伴柱状角化不全，棘层肥厚，皮突下延融合，可见中性粒细胞移入表皮。真皮乳头层小血管扩张充血，可见大量泡沫状细胞，其下方可见炎症细胞带状浸润。

◎ 免疫组化：泡沫状细胞CD68（＋），S100（－）。

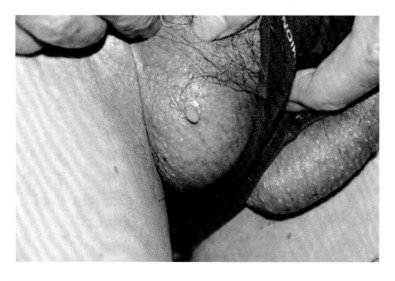

◀临床特征：右侧阴囊可见一绿豆大小粉色乳头状赘生物，边界清楚

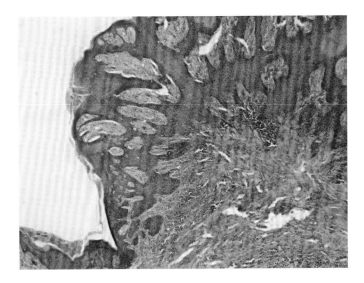

◀病理学特征：灶性角化过度伴柱状角化不全，棘层肥厚，皮突下延融合。较多泡沫状细胞聚集于真皮乳头层

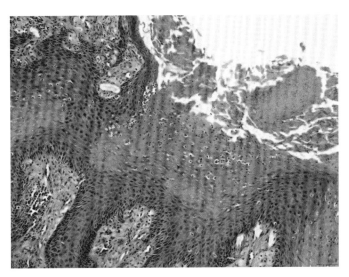

◀病理学特征：表皮浆痂形成，灶状角化不全，可见中性粒细胞移入表皮

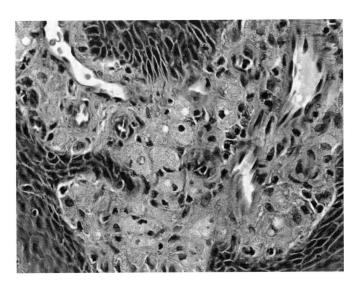

◀病理学特征：肿瘤主要由组织细胞、泡沫状细胞组成

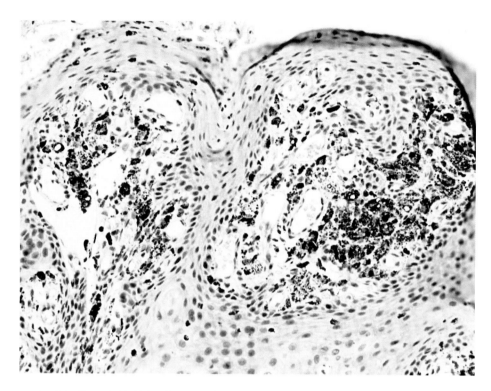

▲ 免疫组化：泡沫状细胞CD68（＋）

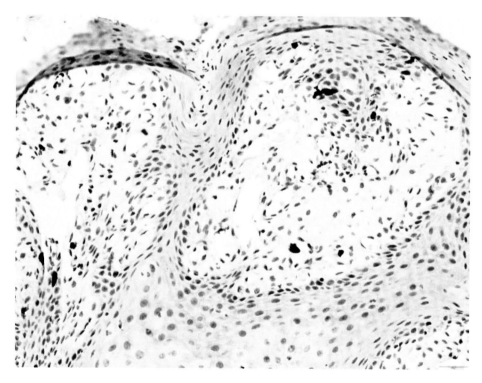

▲ 免疫组化：泡沫状细胞S100（－）

｜ 临床要点 ｜

▶ 疣状黄瘤是一种良性增生性黄瘤样病变。

▶ 发病机制尚不清楚，大部分患者不合并血脂异常。

▶ 多见于中老年人。

▶ 好发部位为口腔黏膜，尤其是齿龈和牙槽，偶尔可见于外生殖器部位。

▶ 临床表现为单发的生长缓慢的黄色、红色或灰色赘生物，外观呈斑块状、疣状、息肉样、乳头瘤样或菜花状，有蒂或无蒂，部分表面可见破溃结痂。

▶ 无自觉症状，或有轻微触痛。

▶ 皮肤镜检查：常可见发夹状或肾小球状血管，桑叶样间质区可见黄色斑块。

▶ 组织病理学：角化过度，角化不全，乳头瘤样增生，表皮突向下延伸。真皮乳头层可见大量泡沫状细胞，其下方可见炎症细胞带状浸润。

▶ 免疫组化：CD68（＋）、S100（－）。

▶ PAS染色（＋），提示单核巨噬细胞中存在糖原颗粒。

▶ 临床及病理上需要与寻常疣、尖锐湿疣及疣状癌鉴别。

（江苏省人民医院皮肤科　苏忠兰）

原发性皮肤弥漫性大 B 细胞淋巴瘤
Primary cutaneous diffuse large B-cell lymphoma

病例 **94**

| 临床资料 |

◎ 患者，男性，70岁。

◎ 面部肿物渐增大半年余。

◎ 患者半年余前无明显诱因发现鼻梁部一丘疹，迅速增大，无自觉症状。

◎ 既往体健，系统检查无异常。

◎ 皮肤科检查：面中部可见一暗红色肿物，累及鼻梁、眉间和靠近左眼内眦，边界清楚，表面光滑，可见毛细血管扩张，中央凹陷、坏死、结痂。鼻腔及口咽部未见异常。

◎ 实验室检查：无明显异常。

◎ 病理学检查：真皮全层弥漫性密集肿瘤细胞浸润，与表皮间可见无浸润带；肿瘤细胞核大且异型性明显，核染色质松散，可见核仁，核丝分裂象易见；未见淋巴滤泡样结构。

◎ 免疫组化：肿瘤细胞CD20（＋）、Bcl-2（＋）、MUM-1（＋）、CK（－）、CK20（－）、CD56（－）、EBER（－），背景内散在细胞CD3（＋）、TIA-1（＋）。

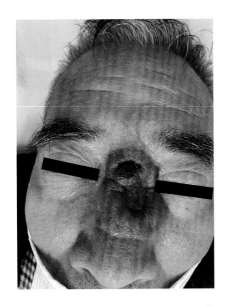

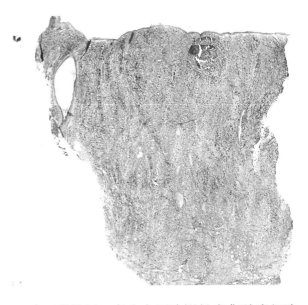

▲ 临床特征：面中部可见一暗红色肿物，边界清楚，表面光滑，可见毛细血管扩张，中央凹陷、坏死、结痂

▲ 病理学特征：真皮全层弥漫性密集肿瘤细胞浸润，与表皮间可见无浸润带

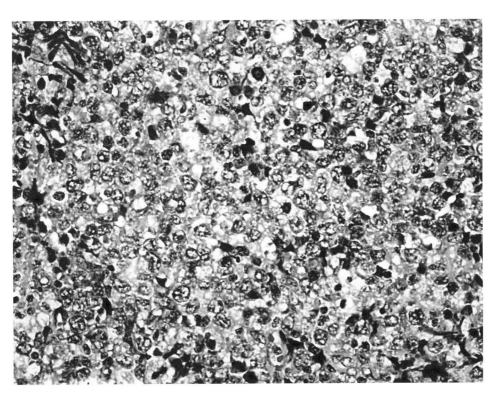

▲ 病理学特征：肿瘤细胞核大且异型性明显，染色质松散，可见核仁，核丝分裂象易见

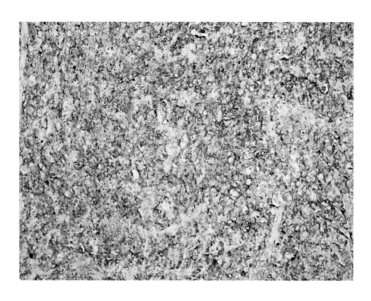

◀ 免疫组化：肿瘤细胞
CD20弥漫（＋）

◀ 免疫组化：肿瘤细胞
Bcl–2弥漫（＋）

◀ 免疫组化：肿瘤细胞
MUM–1弥漫（＋）

| 临床要点 |

▶ 原发性皮肤弥漫性大B细胞淋巴瘤是一种少见的B细胞淋巴瘤，来源于生发中心或生发中心后细胞。

▶ 多见于老年女性。

▶ 好发部位为下肢，尤其是小腿（腿型），也可发生于其他部位如躯干、上肢和面部，可累及单侧或双侧。

▶ 临床表现为快速增长的红色或紫红色斑块或结节，可单发或多发。

▶ 常无自觉症状，或轻微疼痛。

▶ 组织病理学：真皮全层甚至皮下脂肪弥漫性密集肿瘤细胞浸润，与表皮间可见无浸润带；肿瘤细胞核大且核异型性明显，核分裂象及细胞坏死易见。

▶ 免疫组化：肿瘤细胞CD19、CD20、CD22、CD79a（＋）；Bcl-2强（＋），大部分病例MUM-1（＋）。

▶ 面部皮损需要与结外NK/T细胞淋巴瘤（鼻型）鉴别。

（中国医科大学附属第一医院皮肤科　郑松）

病例 **95** 播散型佩吉特样网状
细胞增生病
Disseminated pagetoid
reticulosis

| 临床资料 |

◎ 患者，女性，52岁。

◎ 躯干多发红斑、斑块半年余。

◎ 患者半年前发现左前胸乳房处红斑，无自觉症状，自行外用糖皮质激素软膏无
好转，红斑逐渐扩大，皮肤增厚伴少量脱屑，红斑逐渐增多至下腹部、左腰腹
部、背部。

◎ 既往体健，系统检查无异常。

◎ 皮肤科检查：左前胸、下腹部、左腰腹部及腰背部多发大小不等暗红斑，部分
红斑浸润感明显，表面少许鳞屑。

◎ 实验室检查：无明显异常。

◎ 病理学检查：表皮轻度增生，皮突下延，表皮内可见较多肿瘤细胞成巢或散在
浸润，细胞体积较大，核深染，形态不规则，核周明显空晕，类似Paget细胞，
真皮浅层可见淋巴细胞浸润。

◎ 免疫组化：表皮内浸润细胞CD3（＋）、CD4（＋）、CD8（－）、CD30＞50%（＋）、
CD20（－）、CD79a（－）、Ki67约20%（＋）。

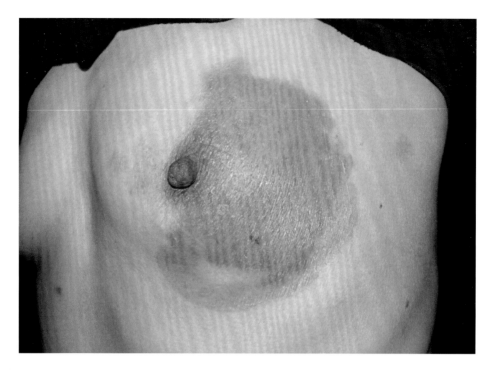

▲ 临床特征：左前胸多发大小不等暗红斑，部分红斑浸润感明显，表面少许鳞屑

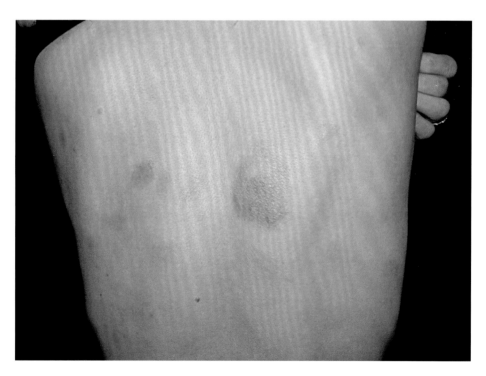

▲ 临床特征：背部多发大小不等暗红斑，部分红斑浸润感明显，表面少许鳞屑

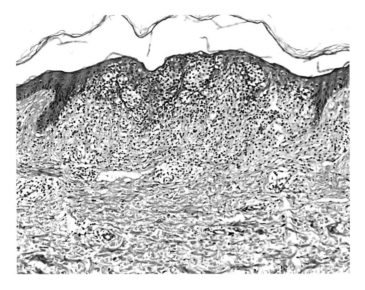

◀病理学特征：表皮内可见较多肿瘤细胞成巢或散在浸润，细胞体积较大，胞质透亮，真皮浅层可见淋巴细胞浸润

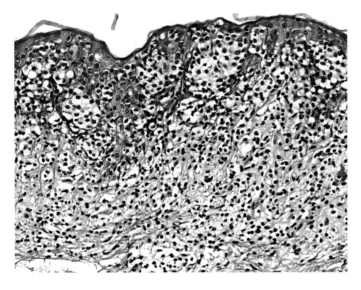

◀病理学特征：表皮内浸润细胞体积较大，核深染，形态不规则，核周明显空晕，类似佩吉特细胞，真皮浅层可见淋巴细胞浸润

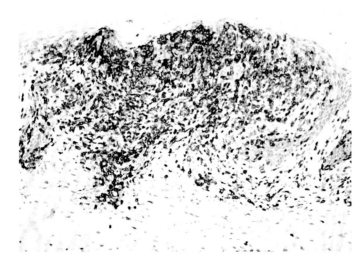

◀免疫组化：表皮内浸润细胞CD3（＋）、真皮浅层反应性淋巴细胞CD3（＋）

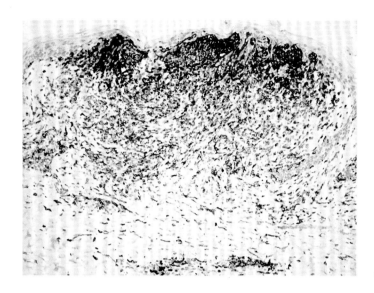

◀免疫组化：表皮内浸润
细胞CD4（＋）、真皮浅层
反应性淋巴细胞CD4（＋）

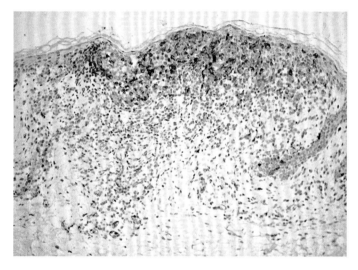

◀免疫组化：表皮内浸润
细胞部分CD30（＋）

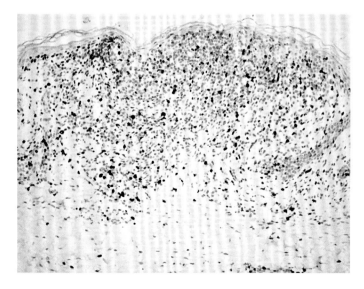

◀免疫组化：表皮内浸润
细胞Ki67约20%（＋）

| 临床要点 |

▶ 佩吉特样网状细胞增生病是一种罕见的具有明显亲表皮性的T细胞淋巴瘤。

▶ 是蕈样肉芽肿的一种变异类型，临床上分为2型：局限型（Woringer–Kolopp型）和播散型（Ketron–Goodman型）。

▶ 播散型多见于老年人。

▶ 临床表现为淡红色至棕红色斑疹、斑块，呈播散分布，进展较快，常见复发。

▶ 无自觉症状。

▶ 组织病理学：角化过度，角化不全，棘层肥厚常呈银屑病样增生；表皮内尤其是表皮下部可见肿瘤细胞成巢、成片或单个散在浸润，细胞体积较大，核深染，形态不规则，核周明显空晕，类似佩吉特细胞，有时可见核分裂象；真皮浅层可见成熟淋巴细胞浸润，偶见少量不典型细胞。

▶ 免疫组化：肿瘤细胞CD3（＋），CD4（＋）/CD8（－）、CD4（－）/CD8（＋）或CD4（－）/CD8（－）；细胞毒性型可表达不等量的毒性蛋白TIA–1、颗粒酶B或穿孔素；47%的病例高表达CD30，50%～60%的病例Ki67高表达；部分病例也可以反常呈CD20（＋）。

▶ 临床及病理上需要与蕈样肉芽肿、皮肤原发性间变性大细胞淋巴瘤、佩吉特病、原位或浅表扩散性黑素瘤及原位鳞癌鉴别。

（华中科技大学同济医学院附属协和医院皮肤科　陈思远　黄长征）

病例 **96**

原发性皮肤霍奇金淋巴瘤
Primary cutaneous Hodgkin lymphoma

| 临床资料 |

◎ 患者，男性，29岁。

◎ 躯干四肢多发皮下结节4年。

◎ 患者4年前无明显诱因四肢出现皮下结节，初为花生米大小，无疼痛、瘙痒。结节持续存在，缓慢生长，最大者发展至杏核大小，数量渐增多，不伴系统症状。

◎ 既往体健，系统检查无异常，全身浅表淋巴结未触及肿大。

◎ 皮肤科检查：躯干四肢可见约10余处蚕豆至杏核大小皮下结节，质地中等，表面无破溃，无压痛。

◎ 实验室检查：外周血EB病毒抗体IgM（－）、IgG（－）。骨髓涂片、骨髓病理、骨髓染色体检测、流式细胞及FISH检测均未见明确肿瘤细胞。PET/CT提示皮肤多发高摄取，考虑淋巴瘤改变；双侧腋窝、腹股沟淋巴结代谢稍增高。

◎ 病理学检查：真皮中下层至皮下组织浅部可见结节状淋巴组织高度增生，多数为小淋巴样细胞，散在单核型圆形、椭圆形大细胞，核大染色质淡，核膜清楚，有明显的中位嗜酸性核仁，未见明显核丝分裂象。大细胞区域可见少量嗜酸性粒细胞、组织细胞及散在中性粒细胞。

◎ 免疫组化：LCA（＋），CD3（＋），CD20（＋），CD21 FDC（＋），MUM-1散在（＋）；大细胞CD30（＋）、CD15（＋）；EBER-bp（－），ALK（－），Ki-67约30%（＋）。

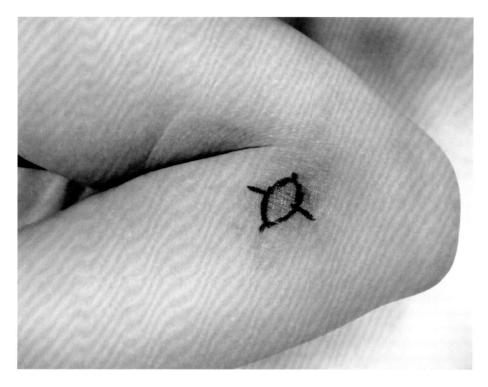

▲ 临床特征：上肢可见一杏核大小皮下结节，表面无破溃

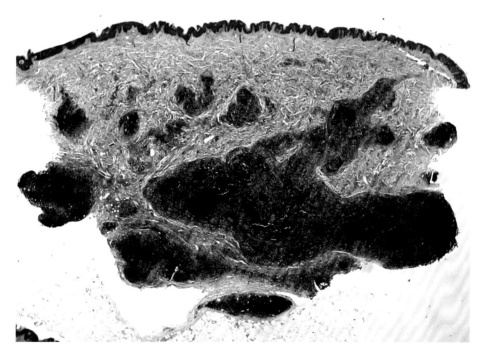

▲ 病理学特征：真皮中下层至皮下组织浅层可见结节状淋巴组织高度增生

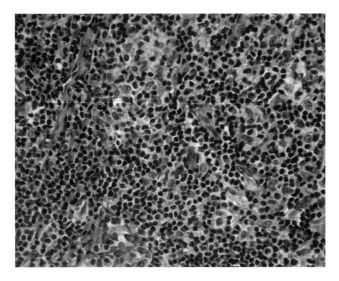

◀病理学特征：病变区域可见小淋巴样细胞、组织细胞、嗜酸性粒细胞，散在单核型圆形、椭圆形大细胞，核仁明显、核膜清楚

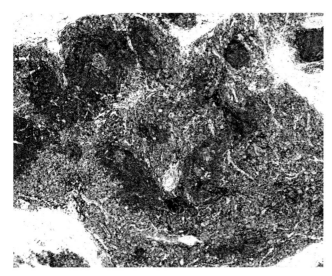

◀免疫组化：LCA（＋）

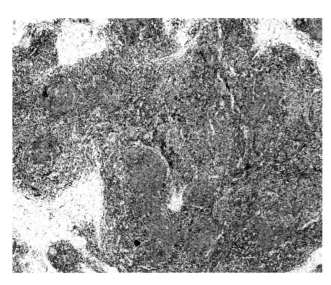

◀免疫组化：CD3（＋）

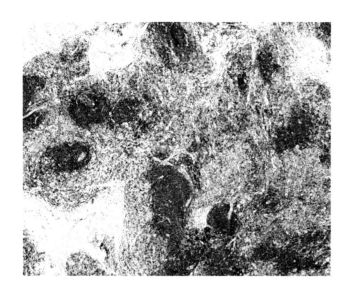

◀ 免疫组化：CD20（+）

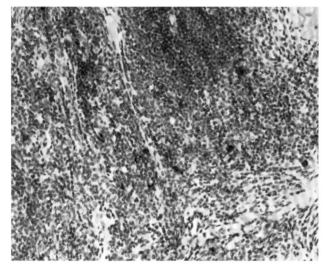

◀ 免疫组化：CD30散在（+）

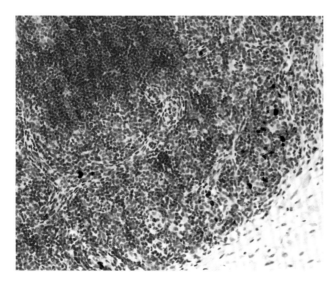

◀ 免疫组化：CD15散在（+）

| 临床要点 |

▶ 霍奇金淋巴瘤是一种原发于淋巴结的恶性肿瘤，大部分来源于B淋巴细胞，约50%病例与EB病毒感染有关。

▶ 原发于皮肤的霍奇金淋巴瘤很罕见。

▶ 临床表现为多发性结节或斑块，可伴有淋巴结病、脾大和全身症状（如发热、寒战、夜间盗汗等）。

▶ 无自觉症状。

▶ 组织病理学：在大量反应性细胞背景中，散在的单核/多核型肿瘤细胞；反应性背景细胞主要为淋巴细胞，还有组织细胞、嗜酸性粒细胞、中性粒细胞等。

▶ 免疫组化：霍奇金细胞一般表达CD30和CD15。

▶ 临床及病理上需要与原发性皮肤CD30[+]间变性大细胞淋巴瘤、淋巴瘤样丘疹病鉴别。

（中日友好医院皮肤科　吴亚桐　郑占才）

局限性淋巴瘤样丘疹病
Localized lymphomatoid papulosis

| 临床资料 |

◎ 患者，女性，25岁。

◎ 左小腿丘疹结节反复发作2年，再发2个月。

◎ 患者2年前无明显诱因左小腿下方出现丘疹、结节，无自觉症状，3周后皮疹消退。2个月前左侧内踝上方再次出现丘疹、结节，伴轻度瘙痒，予"抗组胺药""复方芦丁片""复方甘草酸苷片"等口服及"卤米松三氯生"外用效果不佳。

◎ 既往体健，系统检查无异常。

◎ 皮肤科检查：左侧踝关节上方可见多个直径约0.5~2.0 cm大小不等的暗红色丘疹、结节，部分中央坏死、结痂，周围可见多发色素沉着。

◎ 实验室检查：单核细胞计数及百分比稍高，总IgE明显升高。

◎ 病理学检查：表皮大致正常，灶状基底细胞液化变性。真皮浅中层胶原间及真皮全层血管周围可见大量肿瘤细胞浸润，细胞核大，异型性明显，可见较多核丝分裂象；背景可见少量中性粒细胞及嗜酸性粒细胞，部分小血管管壁受累。

◎ 免疫组化：CD3（－），CD5（＋），CD4（＋），CD8（－），CD30（＋），ALK p80（－），CD56（－），TIA-1（＋），Granzyme B（＋），Perforin（＋），原位杂交EBER（－），CD19（－），CD20（－），Pax-5（－），Ki-67约50%（＋），CD123（－），CD68（－），CD15（－），MPO（－），CD163（－）。

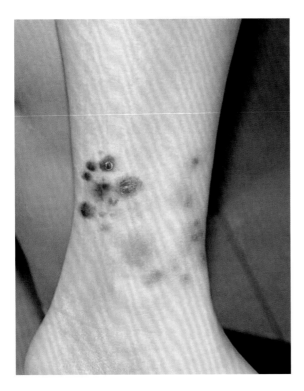

◀临床特征：左侧踝关节上方可见多个直径约0.5～2.0 cm大小不等的暗红色丘疹、结节，部分中央坏死、结痂，周围可见多发色素沉着

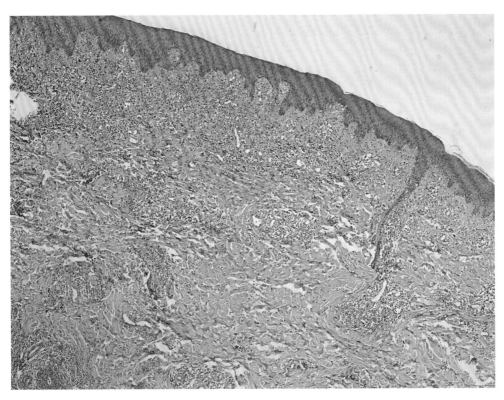

▲ 病理学特征：表皮大致正常，灶性轻度基底细胞液化变性。真皮内可见肿瘤细胞呈团块状浸润

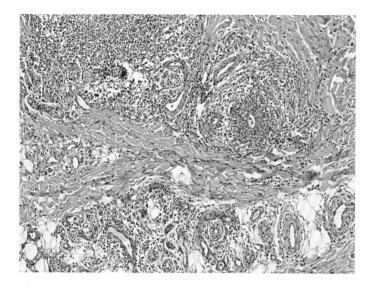

◀病理学特征：真皮血管周围有大量肿瘤细胞浸润

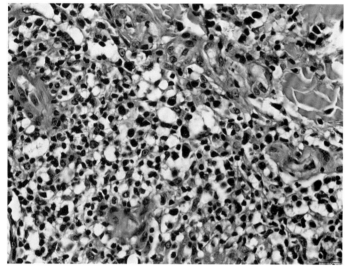

◀病理学特征：肿瘤细胞核大，异型性明显，可见核丝分裂象

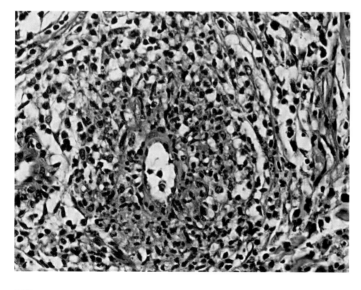

◀病理学特征：血管周围大量肿瘤细胞浸润，管壁受累，可见散在中性粒细胞及嗜酸性粒细胞

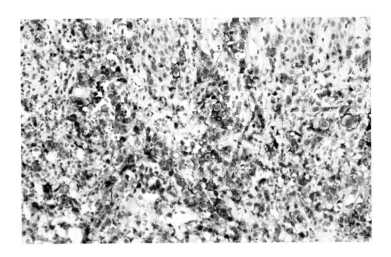

▲ 免疫组化：CD4 50%～60%（+）

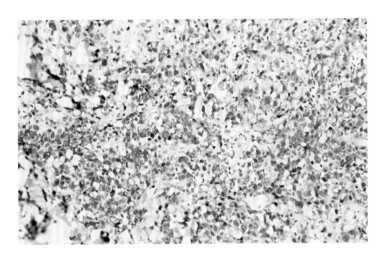

▲ 免疫组化：CD5 30%～40%（+）

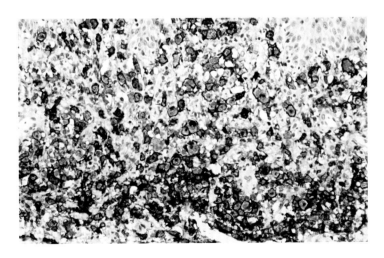

▲ 免疫组化：CD30 80%～90%（+）

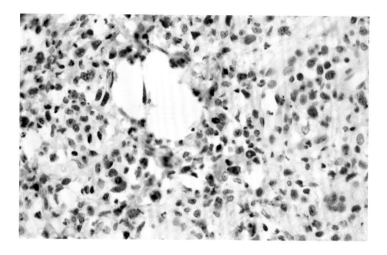

▲ 免疫组化：TIA-1部分（+）

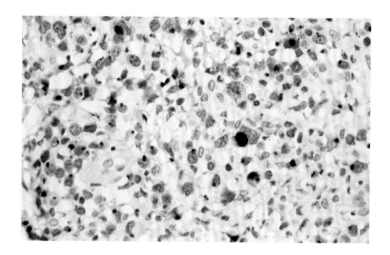

▲ 免疫组化：Granzyme B部分（+）

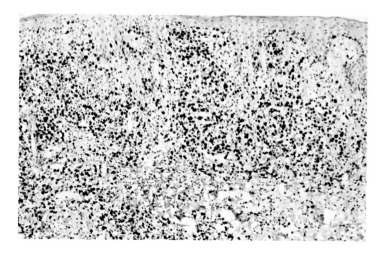

▲ 免疫组化：Ki-67约50%（+）

｜ 临床要点 ｜

▶ 淋巴瘤样丘疹病是一种慢性、复发性、自愈性、丘疹坏死或丘疹结节性皮肤病，10%～20%患者可并发于其他淋巴瘤。

▶ 本病有3种病理亚型：A型（组织细胞型）、B型（蕈样肉芽肿型）、C型（间变大细胞淋巴瘤样型）。

▶ 多见于青年人。

▶ 好发部位为躯干及四肢近端。

▶ 临床表现为泛发的大小不等的红棕色丘疹和结节，表面常有出血、坏死、溃疡，皮损可自行消退，留有色素沉着或萎缩性瘢痕。

▶ 若皮损局限于一个解剖部位称为局限性淋巴瘤样丘疹病，临床少见。

▶ 无自觉症状。

▶ 组织病理学（C型）：真皮层可见形态单一的大细胞簇集片状、楔形或弥漫性浸润，胞核呈圆形、椭圆形或不规则形，核仁明显，核丝分裂象易见，炎症细胞较少；脂肪组织不受累。

▶ 免疫组化：CD30（＋），比例常大于浸润细胞的50%；大部分肿瘤细胞呈T辅助细胞表型，即CD3（＋）、CD4（＋）、CD8（－），也可CD8（＋）。

▶ 临床及病理上需要与急性痘疮样苔藓样糠疹、原发性皮肤CD30[+]间变性大细胞淋巴瘤及丘疹型蕈样肉芽肿鉴别。

（江苏省人民医院皮肤科　苏忠兰）

种痘样水疱病样淋巴组织增生性疾病

病例 98

Hydroa vacciniforme-like lymphoproliferative disease

| 临床资料 |

◎ 患者，男性，7岁。

◎ 面部及双上肢反复红斑、水疱4年，畏光、流泪2年。

◎ 患者4年前无明显诱因面部、双手背反复出现散在红斑、小水疱，无自觉症状，日晒后加重，可自行消退，好转后遗留色素减退。发作次数渐频繁，皮损渐密集，累及双耳廓、双上肢。2年前出现双眼畏光、流泪。

◎ 既往体健，系统检查无异常。

◎ 皮肤科检查：面部、耳廓可见多发红斑，上覆干燥性血痂，部分融合成片，额部可见萎缩性瘢痕；双上肢伸侧可见多发色素减退斑及萎缩性瘢痕。

◎ 眼科检查：双眼视力正常，右眼轻度角膜混浊。左眼鼻侧角膜翼状胬肉形成，裂隙灯下可见眼前房角质沉积物，未见白细胞，提示间质性角膜炎。

◎ 实验室检查：外周血嗜酸性粒细胞明显增高，EB病毒核酸定量检测（＋），肝肾功能正常；腹部和浅表淋巴结彩超无异常。

◎ 病理学检查（额部）：真皮及皮下组织血管周围可见密集的非典型淋巴细胞和嗜酸性粒细胞浸润，部分淋巴细胞核不规则。

◎ 免疫组化：淋巴细胞CD3、CD5（＋），CD8（＋），CD4、CD56、CD30、CD20（－），Ki67约15%（＋）；EBER原位杂交（＋）。

◎ TCR基因重排（＋）。

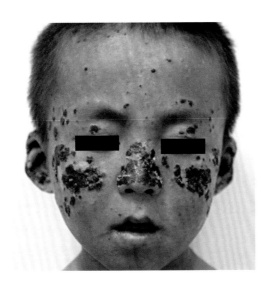

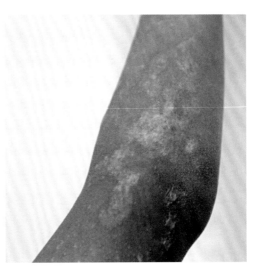

▲ 临床特征：面部、双耳廓可见多发红斑、丘疹伴血痂附着，部分融合成片，额部可见色素减退斑及萎缩性瘢痕

▲ 临床特征：右上肢可见多发色素减退斑及萎缩性瘢痕

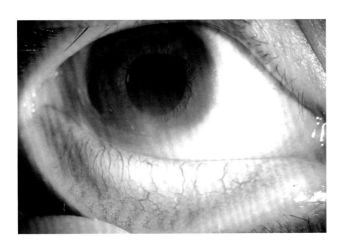

◀ 眼前段照相：右眼下方角膜混浊

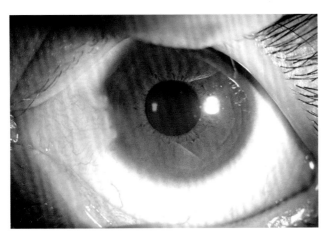

◀ 眼前段照相：左眼鼻侧角膜翼状胬肉形成

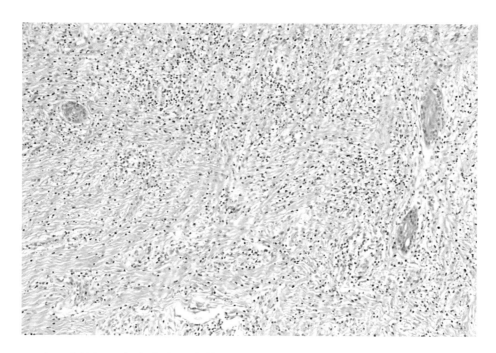

▲ 病理学特征：真皮浅中层中等量混合炎症细胞浸润，以淋巴细胞、嗜酸性粒细胞为主

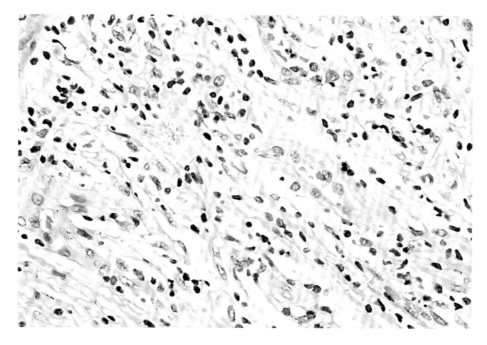

▲ 病理学特征：浸润的淋巴细胞中等偏小，核不规则

| 临床要点 |

▶ 种痘样水疱病样淋巴组织增生性疾病是慢性活动性EB病毒感染性疾病的其中一个皮肤类型。

▶ 该疾病呈谱系性改变，预后差异大，部分患者可自愈，部分患者进展为淋巴瘤或白血病，甚至死亡。

▶ 多见于儿童与青少年。

▶ 好发部位为面部、四肢等曝光部位，严重者非曝光部位也可受累。

▶ 临床表现为丘疹、红斑、水疱，部分伴痂壳形成，可自行消退，遗留浅瘢痕。

▶ 常无自觉症状。

▶ 部分患者可有眼部受累，表现为畏光、眼痛、流泪等。

▶ 部分患者还可有系统症状，如发热、肝脾淋巴结肿大等。

▶ 组织病理学：表皮可见水疱形成。真皮全层甚至皮下脂肪可见大量小至中等大小不典型淋巴细胞浸润，部分病例可见显著嗜酸性粒细胞浸润。

▶ EBER原位杂交弥漫（＋）。

▶ 外周血EB病毒抗体（＋），EB病毒核酸定量（＋）。

▶ 临床及病理上需要与累及皮肤的淋巴组织增生性疾病及淋巴瘤鉴别。

（四川大学华西医院皮肤科　冯曦微　王琳）

常用缩略语和英文词汇表

英文缩略语	英文名称	中文名称
AE1/AE3		细胞角蛋白1/3
ALK	Anaplastic lymphoma kinase	间变性淋巴瘤激酶
Bcl-2	B-cell lymphoma-2	B细胞淋巴瘤基因-2
	Calponin	钙调蛋白
CDX-2	Caudal-related homeobox transcription 2	尾型同源盒转录因子-2
CEA	Carcinoembryonic antigen	癌胚抗原
	Chromogranin	嗜铬粒蛋白
	Claudin-1	紧密连接蛋白-1
	Desmin	结蛋白
EBER	Epstein-Barr virus-encoded small RNA	EB 病毒编码的小分子量RNA
EMA	Epithelial membrane antigen	上皮膜抗原
ER	Estrogen receptor	雌激素受体
ERG	E26 transformation-specific-related gene	E26转化特异性因子相关基因
FDC	Follicular dendritic cell	滤泡树突状细胞
Fli-1	Friend leukemia integration-1	Friend白血病集成转录因子-1
GCDFP-15	Gross cystic disease fluid protein-15	巨大囊肿病液体蛋白-15
GFAP	Glial fibrillary acidic protein	胶质纤维酸性蛋白
GLUT-1	Glucose transporter-1	葡萄糖转运蛋白-1
	Granzyme B	颗粒酶B
HMFG-1	Human milk fat globule-1	人乳脂肪球-1
LCA	Leukocyte common antigen	白细胞共同抗原
MITF	Microphthalmia transcription factor	小眼畸形相关转录因子
MPO	Myeloperoxidase	髓过氧化物酶
MUM-1	Multiple myeloma oncogene-1	多发性骨髓瘤癌基因-1
	Myogenin	肌细胞生成素
NSE	Neuron-specific enolase	神经元特异性烯醇化酶
Pax-5	Paired box-5	配对盒基因-5

续表

英文缩略语	英文名称	中文名称
	Perforin	穿孔素
PGP9.5	Protein gene product 9.5	蛋白基因产物9.5
PPD	Purified protein derivant	纯蛋白衍生物
PR	Progesterone receptor	孕激素受体
SATB-2	Special AT-rich sequence-binding protein-2	特异性富含AT序列结合蛋白–2
SMA	Smooth muscle actin	平滑肌肌动蛋白
SOX-10	Sry-related HMG-BOX gene-10	性别决定区Y相关的HMG–BOX基因–10
SYN	Synapsin	突触素
TIA-1	T cell intracytoplasmic antigen-1	T细胞胞质内抗原–1
TPPA	Treponema pallidum particle agglutination	梅毒螺旋体明胶颗粒凝集试验
TRUST	Tolulized red unheated serum test	甲苯胺红不需加热的血清反应素试验
T-SPOT		结核菌感染T细胞斑点试验